Microbiota **Femenina**

La revolución de la **ginecología natural**

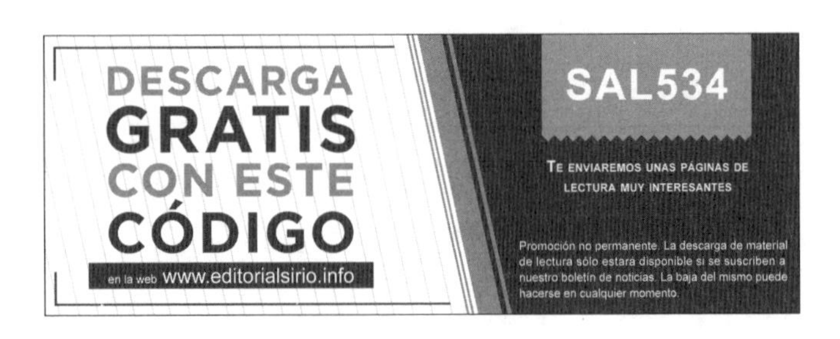

Todos los términos en negrita, que no aparecen definidos en el propio texto, se recogen en un glosario final junto a su definición.

Título original: Microbiote Vaginal, La Révolution rose
Traducido del francés por Luisa Lucuix
Diseño de portada: Editorial Sirio, S.A.
Diseño y maquetación de interior: Toñi F. Castellón

EDITORIAL SIRIO, S.A.
C/ Rosa de los Vientos, 64
Pol. Ind. El Viso
29006-Málaga
España

www.editorialsirio.com
sirio@editorialsirio.com

I.S.B.N.: 978-84-17399-46-7
Depósito Legal: MA-16-2019

Impreso en Imagraf Impresores, S. A.
c/ Nabucco, 14 D - Pol. Alameda
29006 - Málaga

Impreso en España

Puedes seguirnos en Facebook, Twitter, YouTube e Instagram.

Dr. Jean-Marc Bohbot
y Rica Étienne

Microbiota Femenina

La revolución de la **ginecología natural**

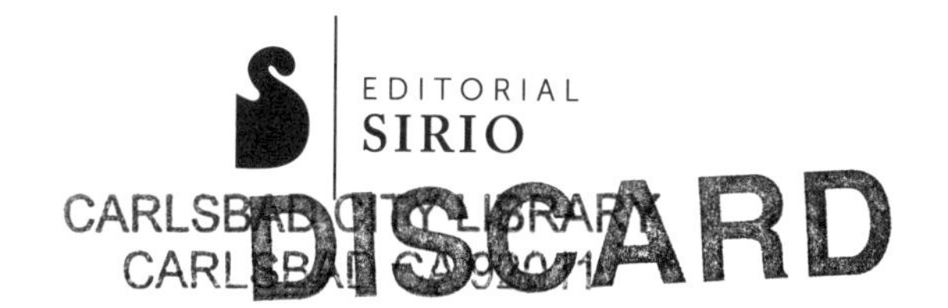

ÍNDICE

Sin embargo, se lo advierto [...] hay que dejar de referirse a ellas como unas partes vergonzosas [...], nos estaríamos equivocando con la Naturaleza, que no ha hecho nada de vergonzoso; esas partes son secretas, nobles, deseables, bonitas y exquisitas como el oro por descubrir.

François Béroalde de Verville,
Le Moyen de parvenir (1916)

A Muriel y Kévin, mis horizontes de felicidad.

A las mujeres con las que comparto el orgullo de ser mujer.
A mis hermanas, a mis amigas, a Margot.

PRÓLOGO

A pesar de que creía estar bien informada sobre todo lo relativo a la intimidad de las mujeres, sexualidad incluida, conversando con el doctor Jean-Marc Bohbot descubrí un universo que me era desconocido: el de la flora vaginal, un conjunto de microorganismos compuesto por bacterias presentes en la vagina de forma natural para, paradójicamente, protegernos. Un tema a primera vista poco apetecible y que, sin embargo, no tardaría en resultarme apasionante. ¿Y si no todo se jugara en el intestino sino también en la vagina?

A medida que avanzaba nuestra conversación, algunas de las ideas que hasta entonces había dado por sentadas empezaron a venirse abajo. La flora vaginal o vulvar desempeñaba un importante papel en todas las áreas –higiene, sexualidad, enfermedades ginecológicas, parto, lactancia y menopausia– y se veía influida por los antibióticos, el tabaco o la ropa en contacto con la piel... Un poco como Alicia en el país de las maravillas, empecé a descubrir una relación insospechada entre esta flora desconocida y el funcionamiento femenino, las relaciones sexuales e incluso la vida de pareja. Resumiendo, estaban abriéndose ante mí una nueva dimensión y un espacio-tiempo que ignoraba.

Me bebí las palabras de este médico entusiasta, que me estaba hablando a mí, una mujer, de la vagina, mezclando los descubrimientos más recientes con los conceptos más sencillos y aderezándolo con un toque de historia, de fascinación y de poesía.

Y yo que me imaginaba la extenuante condición de los ginecólogos todo el día con la nariz inclinada sobre el sexo femenino... Empecé a entrever otra realidad, una faceta misteriosa de lo que hasta entonces pensaba que conocía. ¡Mi interlocutor me revelaba mi propio cuerpo de mujer! Estas fueron, tal cuales, sus palabras: «Hay vaginas que están bien y que son una alegría para el ginecólogo. Enfocas con la luz y se ven brillantes, mullidas, relucientes. Uno percibe que respiran buena salud. ¡Son como la Sala de los Espejos de Versalles! Luego, hay vaginas tristes a las que no llega la luz, y estas están grises, secas y crispadas. Nos da pena de la paciente, porque sentimos que no está bien. Cuando consigo tratar a estas mujeres y veo que la vagina ha recobrado el color, que ha salido el sol, me alegro por ellas, me digo que hemos hecho un buen trabajo. ¿Que si cuenta la edad? ¡No! Hay vaginas de mujeres menopáusicas magníficas. Son pacientes que están tan realizadas, también sexualmente, que transmiten esa felicidad a sus vaginas. Su sexo no es un obstáculo para ellas, sino una ventaja».

Una vez que se me pasó el asombro, me dije: «¡He aquí un ginecólogo fuera de lo corriente y, sobre todo, para nada indiferente!».

Si tú también quieres que tu vagina se parezca a la Sala de los Espejos, sin necesidad de proclamarlo a los cuatro vientos (bueno, ¡en eso tú decides), ¡acabas de dar con el libro adecuado!

Rica Étienne

INTRODUCCIÓN

Nos hallamos a las puertas de una verdadera revolución en ginecología, una revolución para las mujeres. Descifrar el funcionamiento de la vagina y de su microbiota (llamada todavía hasta hace poco «flora vaginal») permite abordar este órgano desde otra perspectiva... pero no solo eso.

Al igual que los últimos avances científicos y numerosas obras han actualizado el papel crucial de la microbiota intestinal en la salud del individuo, este libro tiene como objetivo aclarar el papel igual de crucial de la microbiota vaginal en la salud ginecológica de la mujer, en su bienestar diario, en su sexualidad... En definitiva, ¡en su calidad de vida!

Por fin las mujeres van a comprender lo que ocurre en su «interior», por qué a veces sienten dolor, cómo curarse mejor y encontrar su equilibrio íntimo y, a través de poderosas cadenas fisiológicas, incluso su equilibrio global.

Cada año, cientos de millones de mujeres sufren infecciones urinarias o vaginales, lo cual representa más de mil millones de infecciones. Y la gran mayoría de estas infecciones se debe a un desequilibrio de la microbiota vaginal.

Aunque los tratamientos antiinfecciosos clásicos (antibióticos, antifúngicos y antiparasitarios) tienen una cierta eficacia inmediata sobre los síntomas, resultan absolutamente incapaces de reequilibrar una microbiota anormal e incluso agravan el desequilibrio en ocasiones.

La microbiota vaginal de la mujer adulta se compone de cien millones a mil millones de microorganismos por milímetro de secreción vaginal. La mayor parte de esta flora está representada por bacterias, esencialmente del tipo llamado lactobacilos, como veremos en el capítulo tres, que son las que verdaderamente garantizan la buena salud de la vagina, gracias a unas propiedades extraordinarias que descubriremos a lo largo de este libro. Pero la microbiota es frágil y puede verse perturbada por numerosas situaciones: un tratamiento con antibióticos, cambios hormonales, una higiene inadecuada, el estrés, el cansancio, el tabaco, la actividad sexual...

Un desequilibrio de la microbiota provoca la aparición de infecciones muy conocidas y a menudo recurrentes: micosis, vaginosis, cistitis, etc. Y lo que es más grave, puede ser determinante en partos prematuros y enfermedades de transmisión sexual (ETS), como el sida.

En la actualidad, la mayoría de los trastornos ginecológicos merecerían un tratamiento médico adaptado, es decir, que tuviera en cuenta el desequilibrio de la flora, sobre todo porque este desequilibrio impacta seriamente en la vida diaria de las mujeres y su sexualidad. No solo las relaciones se vuelven dolorosas, sino que generan recaídas de la infección y estas traen consigo la sospecha: «¿Será una ETS? ¿De dónde vendrá? ¿Me la habrá pegado mi pareja? ¿Será culpa mía?»...

Resultado: un falso problema y, sobre todo, una pérdida de confianza en una misma o en la pareja.

Tras una visita guiada por ese órgano secreto que es la vagina, con este libro deseamos ofrecer un panorama de soluciones destinadas a reequilibrar la microbiota vaginal dañada y a prevenir el desequilibrio. Veremos que, aparte de los indispensables consejos para llevar una vida saludable (higiene íntima, alimentación, tabaco...), los probióticos son clave a la hora de luchar contra muchos desórdenes ginecológicos. Porque, aun cuando no vale cualquier candidato probiótico y hay que saber elegir el adecuado según el caso, así como la mejor vía de administración y la duración del tratamiento, nos abren unas posibilidades terapéuticas y preventivas ¡que van a revolucionar la manera de abordar las enfermedades ginecológicas!

Tras acabar con la visita guiada que te ofrecemos en estas páginas, el último capítulo del libro está dirigido a los hombres, ¡para que la vagina y su flora dejen de tener secretos para ellos!

¡LA REVOLUCIÓN GINECOLÓGICA YA ESTÁ AQUÍ!

HOY EN DÍA, LAS MUJERES PUEDEN –Y DEBEN– DEJAR DE SUFRIR ESAS MOLESTIAS QUE ENVENENAN SU EXISTENCIA. POR FIN ES POSIBLE, DE MANERA NATURAL Y EFICAZ, CON SOLO RESTAURAR LA ECOLOGÍA DE SU MEDIO ÍNTIMO.

Doctor Jean-Marc Bohbot y
Rica Étienne

Capítulo 1

EL 2030 ESTÁ A LA VUELTA DE LA ESQUINA

1

MICROVAGUE*

Imagina...

Estamos en 2030, y ya se ha producido la revolución ginecológica anunciada en 2018. Junto a Emma, Sophie y la madre de esta última nos sumergiremos en un futuro cercano y, sin embargo, extraordinario. Los avances aún por germinar unos años atrás ahora se han concretado y normalizado.

Una lengua de fuego recorrió a Emma. A ello le siguieron unas gotitas, titubeantes primero, decididas a continuación. Pasados unos segundos, la quemazón dio paso al alivio. Emma tiró de la cadena y se vistió con gestos prudentes y controlados, como temiendo despertar al volcán que incubaba en su interior.

Hacía dos días que había hecho el amor con Vincent, y como resultado: una cistitis. No dejaba de darle vueltas a aquella fatalidad. ¿Estaba pagando el placer de sus encuentros con un absurdo

* La traducción literal sería 'microola'. o 'microoleada'.

sentimiento de culpa? Era evidente que sí, y el organismo se le aceleraba siempre de la misma manera. Aquel sentimiento enviaba directamente un mensaje a su cerebro reptiliano y hacía que brotasen en él pensamientos negativos que generaban emociones desagradables, como la ansiedad, el miedo o el enfado. Frente a estas emociones, que eran alarmas necesarias, su sistema nervioso simpático, encargado de las funciones orgánicas automáticas, reaccionaba para defenderse. Sus glándulas segregaban adrenalina y cortisol, la primera para acelerar el ritmo cardiaco y prepararla para huir si fuera necesario y el segundo para activar las defensas inmunitarias y reducir a la nada a unos enemigos potenciales. Pero cuando el estado de tensión duraba demasiado tiempo o se repetía demasiado a menudo, el cortisol liberado en un flujo continuo agotaba su sistema de defensa y este se volvía incapaz de protegerla correctamente. ¡Su vejiga pagaba las consecuencias! Se inflamaba como una bailarina girando sobre sí misma! ¡Así es como se encontraba Emma con aquellas malditas quemazones cuarenta y ocho horas después de haber hecho el amor! ¡Su sexo se había convertido en un miserable procurador que le blandía el código moral para recordarle lo prohibido y los tabúes! Y su cerebro racional no se portaba mucho mejor: cobarde, ¡hacía el mínimo esfuerzo frente a su cerebro primitivo! En el fondo, Emma sabía de sobra que tenía «derecho» a hacer el amor con Vincent; era su chico, ¡por Dios! Y, sin embargo...

Su madre siempre le había repetido que desconfiara de los hombres y que el Amor (con A mayúscula) era más importante que el placer (con p minúscula). Podía menospreciarse perfectamente lo segundo, pero no lo primero. Pero ¿de dónde había sacado su madre semejante tontería? ¡Y eso que no era ninguna beata! Y ¿por qué Emma, que no compartía el credo familiar, soportado sin duda por generaciones de mujeres antes que ella, seguía cargando con

aquel lastre? Hum... ¡Necesitaba pensarlo! Se sentía obligada, además, como profesional, porque Emma era psicobióloga.
Hacía ya unos meses que la había examinado su médico de carne y hueso. Este le había indicado el procedimiento adecuado para evitar nuevas cistitis y le había hablado de un test revolucionario que databa de 2021 y que llevaba el nombre de un producto de peluquería... ¿Cómo era? Se concentró, murmuró algo imperceptible, reordenó las primeras sílabas... Micro... micro, ¡Microvague, eso es! Durante aquella consulta, el doctor Tanguy Fulgur se había puesto a hablarle de su flora vaginal muy inspirado, casi poético. Emma ya había oído hablar, aunque vagamente, de aquella bondadosa armada de microbios siempre lista para mantener el orden con sus gérmenes buenos frente los malvados invasores. Justo en medio de sus explicaciones, el doctor Fulgur había tenido que atender una urgencia y la había dejado plantada, no sin antes instarla a pedir cita cuanto antes con su holograma digital para los análisis, el reconocimiento y el tratamiento. La vería de nuevo después, si lo deseaba.
Como siempre, Emma había hecho lo que le había venido en gana. Se había tomado su antibiótico monodosis y ya está, hasta la próxima vez.
Pero ¡ya no podía seguir así! Tenía que ocuparse de sí misma y de su vagina. En serio. A fondo. De una vez por todas. ¿Qué iba a sucederle si no? No solo la Protección Universal (que era la nueva Seguridad Social) rechazaría correr con los gastos a partir de ahora, puesto que no había seguido al pie de la letra el protocolo del médico, sino que, además, a título personal se estaba arriesgando a lo peor, y lo peor, para ella, era la abstinencia. Estaba claro que, a base de encadenar cistitis tras cistitis, terminaría por renunciar. Aquel dolor que volvía una y otra vez después del sexo iba a crearle un condicionamiento negativo. Si seguía así,

seguro que, con cuarenta años, en unos años solamente, ya no mantendría relaciones sexuales con Vincent. Solo de pensarlo, se le descompuso la cara.

«Después de todo, más me vale comprobar esta historia del desequilibrio de la flora», se dijo. Ahora estaba de nuevo frente al ginecólogo en su despacho, y los recuerdos de la última consulta volvieron en tropel. El médico sentado en un sillón de cuero color ébano; las tanagras en su mesa, magníficas y antiguas estatuillas de terracota; un cartel en la pared con el motivo de la evolución humana, desde la pequeña australopiteco Lucy hasta el *Homo erectus*, seguido del *Sapiens* y, ahora, del *Homo bionicus*. En un rincón de la consulta, radioscopias, cámaras, ordenadores y una camilla repleta de captores. Porque el doctor Fulgur ya no la examinaba con las manos, sino que delegaba esta tarea en unos captores infinitamente más sensibles, conectados a un sistema experto de ayuda al diagnóstico.*

En suma, un pilotaje asistido que evitaba cualquier diagnóstico incierto. No por ello la consulta carecía de humanidad; al contrario, gracias a la alta tecnología, Emma podía contar sus pequeños problemas y su médico tenía tiempo para explicarle la historia natural de su enfermedad. Por fin recordaba lo que este le había dicho: le había revelado que su vagina era una tierra de acogida, expuesta al viento y a la marea, o casi. Por eso necesitaba poder defenderse en caso de invasión inesperada. Los microorganismos de su flora vaginal se encargaban en principio de ello. Aquellos microorganismos tenían un nombre imposible que le había hecho pensar en los yogures. ¿Lactobífidus? ¡No estaba segura! El caso es que, según el doctor Fulgur, estaba claro que su vagina había

* El primer sistema experto de ayuda al diagnóstico, basado en la mente de un médico, es francés y fue presentado en el CES de Las Vegas en el 2016. Toma decisiones, plantea diagnósticos y razona como un médico. Su nombre es MEDVIR (abreviatura de *medicina virtual)*, www.mis-medvir.fr.

dejado de controlar la situación. Los gérmenes, que desembarcaban por cohortes enteras desde el intestino, pasaban por la vulva, subían por la uretra hasta la vejiga y le provocaban una infección. ¡Su vejiga! El sexo no ayudaba. Los movimientos ascendentes y descendentes del pene favorecían el paso de los intrusos, y cuarenta y ocho horas después, ¡tenía un volcán en el paraíso! De modo que esa era la hipótesis de su médico: un problema de contexto ecológico, político y bacteriano. Para apoyar su tesis, encendió un aparato y las distintas poblaciones de microorganismos residentes en su vagina tomaron forma en 3D allí mismo, ante sus ojos, como nubes de colores. Había que reorganizar las poblaciones, reequilibrar los ecosistemas, solucionar los conflictos locales, controlar a los intrusos. El doctor Fulgur se perdió entonces en un delirio explicativo del estilo de *La guerra de las galaxias*. En 2017[1] ya se había descubierto que las bacterias se comunicaban entre ellas, no solo las de una misma especie, sino también entre especies vecinas. Producían para ello unas moléculas particulares y probablemente también corrientes eléctricas. Estas moléculas se conocían con el nombre de *quorum sensing* o percepción de cuórum. Cuando las bacterias eran lo suficientemente numerosas y se «alcanzaba la cuota», se alineaban para atacar y producían unas toxinas. En grupo eran capaces de resistir a los antibióticos, mientras que aisladas se las derrotaba con estos medicamentos. ¡Prueba, si hacía falta, de cómo la unión hace la fuerza! Las bacterias formaban sus colonias con mayor facilidad por estar fijadas en la pared vaginal y constituir una biopelícula. Cuanto más se incrementaban, mejor se comunicaban; y cuanto más se comunicaban, mejor alcanzaban la cuota que las volvía peligrosas. De ahí la importancia de no dejar que se instalasen esas biopelículas patógenas o de eliminarlas cuando ya lo habían hecho. En eso consistía el trabajo de los probióticos vaginales, la fuerza de choque más eficaz y más natural que existe. ¡Eran los refuerzos de una policía local desbordada!

¡Cuando Emma pensaba que aquellos probióticos se encontraban también en los yogures que se tomaba por la mañana para desayunar, aunque no fueran exactamente los mismos y tampoco la misma dosis...! ¡Cuando pensaba que toda aquella guerra de los mundos se libraba en su vagina...! Solo le quedaba hacerse un análisis para obtener unos resultados formales, el mismo análisis que tan alegremente se olvidó de hacerse cuando salió de la consulta del doctor Fulgur tras ser interrumpidos por aquella dichosa urgencia...

Con la desertificación médica, el envejecimiento de la población y la gestión financiera de la PRUNI (abreviatura popular de Protección Universal) y de las aseguradoras, empezaba a ser urgente consultar a su Holodoc* para regularizar su situación y, más importante todavía, ¡curarse!

* Abreviatura de «holograma del doctor». La finalización de la fase de desarrollo del primer holograma médico virtual está prevista para el 2020 por la sociedad francesa Medvir.

2

¡EL PROGRESO ES IMPARABLE!

Emma empujó la puerta de la CASVI o cabina de salud virtual. En tan solo unos años, aquellos dispositivos habían proliferado en las ciudades y pueblos como champiñones. Estaban por todas partes: en los ayuntamientos, en las oficinas de correos e incluso en las aceras y los parques. Las CASVI se distinguían enseguida por el color caqui de su exterior, con una enorme cruz azul en el centro. Eran muy utilizadas. Por fuera, en un *banner* electrónico a modo de cartel publicitario, mostraban en bucle las últimas estadísticas sobre las ETS del momento. La sífilis y el sida vivían un alarmante y nuevo recrudecimiento. Se hablaba también de una nueva enfermedad de transmisión sexual, la volubina, provocada por un parásito proveniente de la India que se desarrollaba a toda velocidad. En el espacio estrecho y perfectamente inmaculado del interior flotaba un agradable aroma antiséptico —tomillo, sin duda, con algo de pino—. Frente a una máquina protegida por un cristal ahumado, con botones, un teclado y una ventana digital en medio de la pantalla había un sillón regulable. Emma acercó el iris al captor rojo y la pantalla la saludó: «Hola, señora Vulpian». La máquina la había identificado y ya había reunido toda la información sobre su salud. Una suave música salía del aparato, y su Holodoc tomó forma ante sus ojos como el genio de la lámpara de Aladino, con el decorado de la consulta de su médico como telón de fondo. Enseguida constató que Emma no se había realizado ningún examen desde su última visita al doctor Fulgur, seis meses antes. El interrogatorio comenzó.

—¿Por qué ha venido, señora Vulpian?

—Por una cistitis.

—Es la sexta vez en un año.

—En efecto. Me pasa después de hacer el amor.

—¿Tiene problemas de pareja en este momento?

—Un poco de estrés, algún roce, pero nada grave. Vincent acaba de obtener un ascenso. Está muy nervioso, tiene mucha presión. ¿Entiende?

—Perfectamente. ¿Bebe usted lo suficiente?

—Esto...

—Un litro y medio, repartido durante el día, con mucha regularidad.

—Sí, sí. Ya me lo dijo... En fin, el doctor Fulgur me lo especificó él mismo.

—Cuando va al baño, ¿se limpia desde delante hacia atrás?

—Por supuesto.

—¿Usa ropa de fibras naturales?

—Sí.

—Creo que su peso y su tensión son normales. Que sus constantes están equilibradas. De modo que empecemos con los análisis que tiene que hacerse. Presione el botón verde que ve delante de usted, comenzará el tutorial.

La máquina le pidió que sacara una hoja de papel nanoparticulado, totalmente reciclable, y la colocara sobre el asiento por medidas higiénicas. Ella obedeció.

Con un ruido afelpado, dos tubos de ensayo con sus correspondientes hisopos cayeron en los espacios reservados para ello. Emma activó de nuevo el tutorial y leyó el resto de las instrucciones. Una voz edulcorada le pidió que se desvistiera. La joven verificó que la puerta del gabinete estaba bien cerrada, se subió la falda, se bajó la ropa interior y esperó la orden. Desenroscar el primer tubo, introducir el hisopo en la vagina para extraer un poco de secreción vaginal, meterlo en el tubo y enroscar el tapón. Colocar todo en la ventanilla de espera. Proceder de la misma manera con el segundo tubo, colocarlo todo en la ventanilla, presionar el botón «Terminado». Mientras hacía todo esto, su Holodoc desapareció. ¿Sería por pudor?

Al tiempo que se vestía de nuevo, la voz le indicó que recibiría sus resultados dos horas más tarde en su brazalete electrónico.* ¡Iban a enviarle la cartografía completa de su genoma vaginal! «¡Son palabras mayores: la cartografía completa de mi genoma vaginal!», pensó Emma, impresionada. El doctor Fulgur ya le había hablado de aquel análisis, que existía desde 2016, pero solo para el genoma intestinal.

La consulta había durado en total siete minutos. ¡El progreso es imparable!

La joven subió por la avenida Des Gobelins. Disciplinados, los coches esperaban en los semáforos rojos vigilados por cámaras y láseres, mientras las motos hacían lo mismo en carriles reservados para ellas y equipados con idénticos dispositivos. Por el cielo

* En el 2030, este tipo de dispositivo habrá reemplazado al *smartphone*. Existen también gafas en las que se proyecta información diversa y con las que se puede telefonear.

cruzaban unos taxis drones de color naranja,* fácilmente localizables.

Emma se sumió en una meditación nostálgica. Se sentía algo vacía en realidad. Las imágenes del laboratorio de análisis clínicos al que acudía cuando tenía veinte años se presentaban por oleadas en su recuerdo: varias mujeres en la recepción, siempre con prisas, establecían los dosieres, introducían cada nombre en el ordenador, te pedían la tarjeta sanitaria y el nombre del médico que te había mandado los análisis... A menudo había sonrisas, enfados a veces, colas, es verdad, pero aquel pequeño caos... ¡era la vida! Y los resultados llegaban cuarenta y ocho horas después. Una eternidad. ¡Ahora todo aquello parecía la prehistoria! En doce años, el mundo había cambiado tanto... Para mejor o para peor, no sabría decirlo. Al menos, ahora, le iba a ser posible enterarse rápidamente de quién «vivía» realmente en su vagina. Saber qué tipo de *aliens* le estaban haciendo la vida imposible, con su nombre, su pedigrí y el veneno para aniquilarlos.

* El primer taxi dron Ehang 184 se presentó en el CES de Las Vegas en enero del 2016 y se puso en servicio por primera vez al año siguiente, en el emirato de Dubái.

3

DOBLE OBJETIVO

La espera no fue larga. Según lo anunciado, Emma recibió el resultado de sus análisis tan solo dos horas después. Estaba tomando un té con Sophie, su amiga de toda la vida, cuando empezó a parpadearle la muñeca. «¡Mis análisis!», exclamó.

Las jóvenes se inclinaron para ver el resultado, que se desplegó en 3D. Aparecieron unos paralelepípedos de colores con nombres improbables. Parecían los rascacielos que acababan de erigir en Rivoli, en el centro de París. Emma los descifró rápidamente: clamidia, herpes, sífilis, VIH, volubina: negativo. La máquina había comprobado automáticamente una posible infección por ETS. Al margen se explicaba, en un pequeño comentario, que, debido al aumento de las infecciones de transmisión sexual de los últimos años, las CASVI procedían gratuita y automáticamente a realizar aquellos controles. Tampoco estaba tan mal: aunque Emma imaginaba que Vincent le era fiel, ahora tenía la confirmación, estaba escrito negro sobre blanco. Más tranquila, leyó el resto de los histogramas. *Lactobacillus cripatus, Lactobacillus jensenii, Lactobacillus rhamnosus, Gardnerella vaginalis*. Había una buena decena de ese tipo, toda una cohorte de microorganismos más o menos simpáticos de los que se albergan naturalmente. Hizo una mueca y pasó enseguida a la conclusión: «Presencia importante de *Lactobacillus iners*. Flora vaginal desequilibrada. Criterio de Nugent a 5».

—¿Tú entiendes algo? —preguntó Sophie.

—¡Que mi ginecólogo tenía razón! He estado perdiendo el tiempo, ¡y ahora puede que mis cistitis de repetición por fin desaparezcan! Y yo que pensaba que era psicológico...

—¿Una cistitis psicológica? Pero ¿qué dices? Si es que bebes poca agua, siempre te lo he dicho, eso es todo, ¡eres como un camello! Quitando la tetera de por la mañana, es el desierto del Gobi.

—¡Qué tontería! Ahora estamos tomándonos un té y es por la tarde. Además, cualquier problema ginecológico puede tener un componente psicológico. El estrés cuenta, puede desencadenar una crisis. En cualquier caso, las aumenta.

—Tú lo has dicho, las aumenta, pero ¡eso no basta! ¿No te ha obligado el seguro médico a que te hagas los análisis? Estás jugando con fuego, Emma... ¡Te van a bloquear la PRUNI, y sin la PRUNI el seguro dejará de cubrirte y te vas a encontrar con unas tarifas prohibitivas! Pero, bueno, si me he enterado bien, tu flora vaginal está agotada, ¿no?

—Se puede decir así. Voy a tener que ponerle las pilas, me imagino.

—Yo también... —suspira Sophie.

Había una última nota al final del resultado: este había sido enviado automáticamente al doctor Fulgur y a la aseguradora de Emma. Y seguían unos consejos en negrita: «Le indicamos que su seguro, en el marco de la prevención, le recomienda encarecidamente el uso de probióticos si está tratando de quedarse embarazada, tal y como lo ha notificado al rellenar su ficha. El desequilibrio de las floras vaginal e intestinal expone al futuro niño a un riesgo de prematuridad, obesidad o incluso autismo. Para más información, contacte rápidamente con su médico o con su consejero personal en materia de salud».

—¿Quieres quedarte embarazada? —se extrañó Sophie—. ¿Ya estás lista para el gran paso, entonces? El hombre, el bebé, la casa y, dentro de nada, el Helpy...[2]

—Para. Solo es algo que estoy pensando. ¿A ti no te entran ganas?

—¿Para qué quiero un bebé, si me falta el padre que va con él? Sé que puedo inseminarme, pero, bueno, preferiría hacerlo a la antigua. Me va a llevar más tiempo..., ¡eso es todo! Y, además, tampoco es el momento...

—¿Ah, sí? ¿Por la tesis? ¿Sigues pensando que era una buena idea retomar los estudios?

—¡No, no es eso! Es por mi papiloma.

—¿Tienes un papiloma en la vagina?

—Lo que tengo es un virus que puede provocarme un cáncer de cuello del útero. Por lo visto me lo contagiaron hace unos años. Una ETS. El regalo de despedida de un amante delicado.

—Vaya tela —se ensombreció Emma—. Pero son frecuentes esos papilo...

—Parece que entre un ochenta y un noventa por ciento de las mujeres han sido infectadas por este virus y que la mayoría se libra de él de forma espontánea, porque su organismo se defiende y los elimina.

—¿Y cómo descubriste que tenías la infección?

—Con el *frottisdom*. Emma, vamos, despierta, ¡no me digas que no te haces tu *frottisdom* anual! La PRUNI te envía el kit a casa por correo: un tampón que te tienes que meter en la vagina, luego lo introduces en un tubo, lo guardas todo en un sobre y ¡ya está! Te dan el resultado al día siguiente. Admito que es un procedimiento a la antigua, pero ¡eficaz! Mi ginecóloga me ha explicado que la mayoría de las veces el virus del papiloma humano lo elimina el propio cuerpo, pero que en un diez por ciento de los casos, aproximadamente, se aferra y se incrusta en el cuello del útero.

—¿Y tú formas parte de ese diez por ciento?, ¿es eso? ¡Ay, pobre mía!

—Bueno, de momento no hay peligro. No es un cáncer. Es solo un riesgo de sufrirlo. Así que, para evitarlo, me ha prescrito una cura con probióticos. Un comprimido vaginal todas las noches durante una semana al mes, a lo largo de seis meses. Luego haremos otro control. Parece que me ayudará a desembarazarme más fácilmente de mis virus del papiloma humano . En el peor de los casos, si no me librara de esas sanguijuelas, al menos ralentizará su desarrollo en la vagina.

—O sea, que me estás diciendo que a lo mejor tienes cáncer, aunque no a corto plazo. ¿Y eso te deja tranquila?

—Sí, porque hay tiempo suficiente para actuar. Las zonas sospechosas se pueden tratar con láser. Se hace en un momento y en la misma consulta del médico. Se llama «vaporización láser», es un tratamiento antiguo que todavía funciona.

—Pues estoy igual que tú, también yo voy a tener que tratarme así —suspiró Emma.

—¿Te refieres a la vaporización o a los probióticos?

—¡A los probióticos, por supuesto!

—¿Para tus cistitis?

—Exacto. Cuando se desequilibra la flora, aparecen las cistitis.

—¿Y cuál es el problema? —preguntó Sophie—. Matarás dos pájaros de un tiro —añadió, apuntando con el índice la nota sobre el embarazo y el riesgo de prematuridad—: con tu tratamiento evitarás graves complicaciones. Tendrás un hermoso bebé de tres kilos que saldrá al cabo de los nueve meses de rigor. ¿Ya sabes el nombre que le quieres poner?

Las dos se echaron a reír. Las Googlegafas de Sophie empezaron a vibrar, anunciando una llamada, y la palabra *mamá* se reflejó en los cristales. Con un gesto de disculpa, la joven le indicó a su amiga que tenía que responder.

—Hola, mamá, ¿qué tal vas hoy? ¿Hace un buen día en Creuse?

—Un tiempo malísimo, pero ni me lo menciones, estoy saliendo de la ginecóloga. En fin, no exactamente de su consulta, hoy era con el Holodoc. No me acostumbraré nunca, tenía la misma cara, la misma voz de pato, las mismas expresiones, las mismas bromas... —Sophie, compasiva, asintió con el mentón esperando la continuación de la letanía materna y su queja sobre el paso del tiempo—. La regla está empezando a desregularse. Unos sofocos atroces, me duele todo, vamos, que se acabó...

—¡Por fin menopáusica! Recuerda que tienes cincuenta y seis años, ya iba siendo hora...

—Por supuesto que no, ¡no estoy menopáusica! Pero ya lo estaré un día. En fin, que tengo que tomarme unas cosas para prevenir. Unos tal *crispatus*... ¡Solo con el nombre, la que me crispo soy yo!

—¿Y qué son? —preguntó Sophie, interesada.

—Espera, que miro lo que el Holodoc me ha escrito en el dichoso brazalete. ¿Tienes un segundo? Estoy poniendo las gafas en modo lupa... *Lactobacillus crispatus*... Son probióticos. También me ha mandado otros de esos para limitar el riesgo de osteoporosis, ¿quieres que te diga el nombre?

Sophie soltó una carcajada. Al otro lado de la línea, su madre pareció asombrada.

—¿He dicho algo gracioso?

—No, mamá, es solo que estoy con Emma, y justo estábamos hablando de nuestros pequeños males íntimos nosotras también. ¡Estamos las tres igual! Y, por lo visto, ¡el remedio universal son los probióticos!

—Sea como sea, mi ginecóloga me ha prometido que, con los *crispatus*, se me va a quedar impecable: elástico, bien engrasado y lubricado, sin problemas urinarios... y que tendré los huesos fuertes, con los...

—Vale ya, mamá, no entremos en detalles —carraspeó Sophie—. ¡Tampoco me vas a contar tu vida sexual! No quiero saber nada más, ¡nada!

La madre de Sophie continuó sin escucharla, por lo visto muy contenta de exponerle la continuación:

—¿Sabes lo que me ha confesado el Holodoc?

—No, de verdad, ¡no quiero saber nada más, mamá!

—Que las mujeres cosmonautas, en el espacio, ahora toman probióticos. ¿Tú sabías que las mujeres que están mucho tiempo en estado de ingravidez sufren más infecciones urinarias y tienen más riesgo de cálculos renales? Te lo digo yo, los rusos les prescriben sistemáticamente probióticos.* Es formidable, ¿no crees, querida? Con eso, te puedes echar a volar, ¡en la tierra como en el cielo!

***

Emma parecía soñadora mientras removía el té con la cucharilla.

—¿En qué estás pensando? —preguntó Sophie.

—Es curioso, me decía que ahora vamos al espacio, tenemos robots humanoides en casa que nos ayudan, hologramas en lugar

* Desde el 2016, efectivamente, en forma de kéfir (leche fermentada).

de médicos que son capaces de contarnos maravillas... y, sin embargo, todavía no sabemos protegernos de una micosis o de la sífilis, enfermedades ambas que datan de tiempos inmemoriales...

—Bueno, a mí me parece tranquilizador —dijo Sophie mientras se reía—. No querrías que olvidáramos completamente el mundo de antes, ¿no? Somos mamíferos primates perdidos en los pasillos del tiempo... Bueno, hablando de tiempo, no es que me aburra, pero me voy a tener que ir...

—Sí, claro. Yo también. Me voy volando a la farmacia de debajo de casa a comprarme mis probióticos «hechos a medida»,* los preparan gracias a mi análisis. ¡Las cepas adecuadas, la cantidad adecuada, el protocolo adecuado!

—Seguro que eso tranquiliza a la PRUNI y a tu compañía de seguros...

—Bueno..., ¡las que se van a tranquilizar son mis cistitis!

* Gracias a las tecnologías moleculares de secuenciación, los investigadores pueden cartografiar con precisión el patrimonio genético de los microorganismos y determinar su «firma microbiológica». La cuestión reside en identificar las «huellas de riesgo» que predisponen a ciertas enfermedades o las huellas que anuncian la existencia de un desequilibrio, para a continuación poder tratarlos de manera específica.

Capítulo 2

CÓMO NOS CONVERTIMOS EN MUJERES

1

UN REMEDIO DE ANTAÑO

Siglo XIII. Una madre habla con el médico.

—Maestro Hildebert, hace meses que mi hija se marchita y languidece.

—¡Es núbil! Eso lo explica todo.

—¿Qué es lo que eso explica?

—Tal y como lo exige la naturaleza, las simientes* se acumulan para ser expulsadas. Cuando se pudren en el interior, se transforman en vapores venenosos que pueden...

—¿Qué es lo que pueden?

—Infectar el organismo entero, provocando comezón en los pechos. ¿Su hija sufre de comezón en los pechos?

—Ahora que lo dice...

—¿Tiene la piel amarilla?

—Pues claro, vea cómo está de amarillenta.

* Secreción vaginal.

—¿Y sofoco en la matriz?

—Sin duda, tiene usted razón.

—¡No siga buscando! La insatisfacción del deseo conduce a la putrefacción de su simiente.

—Pero ¿qué podemos hacer contra esta calamidad, maestro?

—Case a su hija. El macho retirará la simiente que abunda en ella.

—Pero... es que...

—Hay un segundo remedio, de acuerdo. Su hija, o una matrona, puede practicar una manustupración* en la matriz para sacar de ella la simiente.

—¡Oh, maestro!

* Masturbación.

2

Y AL PRINCIPIO FUE LA MUJER

Cómo nos convertimos en mujeres no forma parte de ninguna afirmación feminista ni se trata de una licencia poética, es una realidad biológica. Así, antes de sumergirnos en la apasionante y novísima cuestión de la microbiota vaginal, hay que recordar su entorno.

Al principio, nada diferencia un embrión hembra de un embrión macho. En el embrión, los futuros ovarios o testículos (**las gónadas**), estrictamente idénticos, forman una zona llamada «esbozo sexualmente indiferenciado». Sin embargo, en el secreto del núcleo de las células, una maquinaria extraordinaria se pone progresivamente en marcha. La pilotan los **cromosomas sexuales**, que serán XX para la mujer y XY para el hombre. Si el espermatozoide que tiene la suerte de fecundar el óvulo contiene un cromosoma X, el bebé será niña. La diferenciación sexual masculina solo se producirá si el espermatozoide posee un cromosoma Y, que viene forzosamente del padre: el bebé será, en tal caso, un niño. Pero todo esto conlleva una gran revolución. Habrá tres periodos principales: *in utero*, en la pubertad y en la menopausia.

IN UTERO

Las mujeres embarazadas lo saben cuando se les realiza la primera ecografía, generalmente antes de las siete semanas de gestación: en ese estado, aún es imposible conocer el sexo del embrión. Y aunque un «tubérculo genital» comienza a aparecer a partir de la séptima semana, ¿este será masculino o femenino? La pregunta queda en suspenso.

Luego, todo se acelera. En la futura niña, miles de células específicas evolucionan para formar la arquitectura del futuro ovario con, en su seno, los **óvulos** inmaduros (es decir, los **ovocitos** o células femeninas de la reproducción). De manera que un feto de siete meses posee en existencias unos siete millones de ovocitos... Al nacer, solo le queda un millón, y su número irá disminuyendo hasta la menopausia.

En el futuro niño, las cosas también se aceleran: el cromosoma Y, únicamente presente en los hombres, porta un gen llamado ***SRY*** (del inglés *Sex-determining Region of Y Chromosom*), que induce a toda una serie de transformaciones que terminan por la formación de los **testículos**. Este gen está igualmente presente en el cromosoma X, pero bajo una forma no funcional. Por influencia del gen *SRY*, una hormona se segrega rápidamente, la **testosterona**, que permite finalizar los futuros testículos y, sobre todo, diferenciar la zona genital, que en los hombres se resume esencialmente en el pene. Esta diferenciación se acompaña de un alejamiento de las zonas genital y anal. El **pene** puede identificarse en la ecografía hacia la duodécima semana de embarazo.

En el embrión hembra, la ausencia de testosterona conduce a una evolución diferente. La **vulva** se forma hacia el tercer mes de embarazo, mientras que los órganos internos (vagina, útero, trompas de Falopio) se constituyen hacia el cuarto mes.

LA PUBERTAD

La **pubertad** es el segundo acontecimiento más importante de la evolución sexual humana. Esta etapa se da entre los ocho y los catorce años en la niña, pero no comienza «abajo», en los genitales, sino «arriba», en el cerebro, donde dos glándulas, el hipotálamo y la hipófisis, dan la orden de la metamorfosis.

El hipotálamo, llamado también «cerebro reptiliano», es la estructura cerebral más primitiva. Es el encargado de tomar las riendas para despertar de su largo sueño a las zonas sexuales dormidas. Esta minúscula glándula situada en la base del cerebro, justo por encima de la nariz, se comporta como un verdadero director de orquesta y estimula muchas otras glándulas, como la tiroides (en el cuello) o las **glándulas genitales** (ovarios en las mujeres, testículos en los hombres).

El hipotálamo y la hipófisis dirigen la producción masiva de hormonas femeninas en los ovarios: los **estrógenos** y la **progesterona**. En el caso de los niños, estas mismas glándulas dirigen la fabricación masiva de hormonas masculinas en los testículos: los **andrógenos**, entre los que figura la **testosterona**.

Las **hormonas** son unos mensajeros químicos que actúan a distancia sobre órganos determinados. Así es como, prácticamente por todas partes, el cuerpo va a «sexualizarse». La ovulación y el ciclo menstrual se ponen en marcha con la finalidad de posibilitar la fecundación y el desarrollo de un posible embrión. En este periodo, los ovarios contienen todavía cuatrocientos mil ovocitos, que se transforman en óvulos durante su liberación.

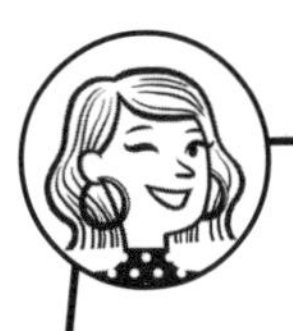

¡TESTOSTERONA EN LAS NIÑAS!

Curiosidad con cierta importancia: en los ovarios, las niñas fabrican una pequeña cantidad de hormona masculina (o testosterona). Esta intervendrá en la transformación de la vulva, el desarrollo del vello y la libido, induciendo el nacimiento del deseo sexual.

El calendario de la pubertad

En torno a los diez años y medio y los once, la aparición del botón mamario, es decir, el aumento progresivo de volumen de los senos, ofrece la primera señal visible de la transformación. Al igual que el resto de los mamíferos, la mujer está provista de mamas con las que alimentar a sus futuras crías. Los senos están conectados a las hormonas. De modo que, a lo largo de toda su existencia, la mujer verá cómo evoluciona su pecho y se modifica, en función del ciclo o de la menopausia (que llega cuando desaparecen las hormonas femeninas). Cuantos más estrógenos hay, más se hinchan y se tensan los senos. Por el contrario, la progesterona tiene un efecto regulador y calmante.

Entre los once años y medio y los doce, se produce un pico de crecimiento. Las niñas pueden crecer hasta veinticinco centímetros entre el comienzo y el fin de la pubertad. Este crecimiento se acompaña de una modificación de la composición corporal y de la repartición de las grasas. La pelvis y las caderas se ensanchan, los glúteos se vuelven más redondeados y los muslos más llenos. La silueta transformada indica la «posibilidad sexual». En el plano de la evolución de la especie, todo sucede como si hubiera que poder distinguir a kilómetros de distancia a las hembras potencialmente aptas para la procreación. El primer vello púbico acompaña a la aparición de la silueta femenina adulta.

Hacia los doce años y medio o trece, el vello bajo los brazos se manifiesta tímidamente. Las glándulas sudoríparas situadas en la base del vello emiten un sudor muy particular, hecho de una sustancia lechosa y olorosa que excita la libido.

En el mismo periodo, entre los doce y los trece años, aparecen las primeras **reglas**. Es un acontecimiento importante en la vida de una niña, como más tarde lo será la menopausia en la vida de la mujer. En este periodo (que puede variar mucho sin que esto sea anormal), la chica pasa de manera definitiva a un mundo claramente sexuado y potencialmente abierto a la procreación.

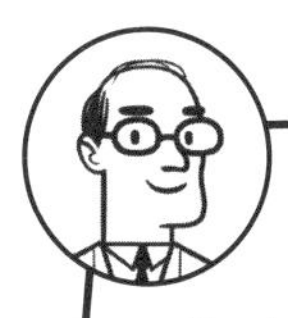

PARA NO PERDERSE CON LA PUBERTAD

En la niña, la pubertad se manifiesta generalmente entre los diez y los quince años, y suele durar dos o tres años. Termina cuando se alcanza la estatura definitiva.

Puede pensarse en una pubertad precoz cuando las primeras señales (vello, senos...) se dan antes de los ocho años. Del mismo modo, se habla de retraso puberal cuando, con doce años, todavía no hay rastro de los senos o, a los quince, aún no se han iniciado las reglas.

Hacia los doce años, la vulva se modifica igualmente, y esta modificación continúa durante dos o tres años. Efectivamente, en la niña pequeña, la **vulva** se presenta de frente, en posición vertical y, por tanto, bien visible cuando se encuentra de pie. A partir de la pubertad, la vulva «migra» hacia la parte baja del pubis y se vuelve casi invisible en posición de pie. ¡Ya empieza a esconderse el sexo!

Los labios mayores se engrosan y se cubren de vello. Durante la excitación, se hinchan y se llenan de sangre, lo que conlleva mecánicamente un fenómeno de desvelamiento de la entrada de la vagina. Bajo la acción de las hormonas, las glándulas sebáceas y sudoríparas de la zona del vello púbico generan una transpiración muy específica de la mujer y de esta parte del cuerpo.

Los **labios menores**, menos gruesos, se unen en la parte alta para formar un pequeño capuchón que recubre el **clítoris**, justo bajo el monte de Venus. Este órgano, repleto de «captores de voluptuosidad», interviene en el placer durante las caricias y el acto sexual. El 80 % de las mujeres asegura llegar al orgasmo gracias a la estimulación del clítoris durante la masturbación o las relaciones sexuales. Es, pues, un órgano esencial, exclusivamente dedicado al placer. Además, es el único órgano que existe para ello; he aquí, sin duda, por qué en algunas sociedades se sigue practicando todavía la barbarie de la **ablación** ritual del clítoris.

A nivel interno, la **mucosa vaginal** se espesa. La recorre una inmensa red de vasos sanguíneos. En la pubertad, este revestimiento interno de la vagina, todo arrugado y hasta entonces rojo y seco, se vuelve rosa y húmedo. Comienzan ahora las **secreciones vaginales**, que corresponden a las **pérdidas fisiológicas**. El líquido lubricante de la superficie se modifica en función de las distintas fases del ciclo. Contiene bacterias que componen la flora vaginal, esencialmente **bacilos de Döderlein**, sobre los que volveremos en detalle en el capítulo tres.

La pared del útero se espesa también para acoger un posible óvulo fecundado, y luego se descama al final del ciclo si no ha habido **nidación** o, dicho de otra manera, implantación del óvulo fecundado en la mucosa uterina: es entonces cuando se produce la regla.

Todos estos fenómenos acumulados son un verdadero terremoto para la joven adolescente y repercuten a todos los niveles: afectivo, social y comportamental. También es el comienzo de la atracción heterosexual, homosexual o bisexual.

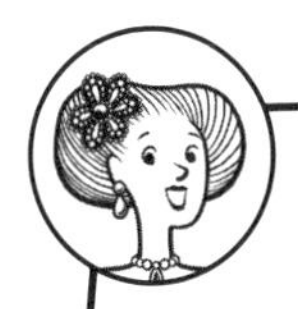

¿Y FREUD EN TODO ESTO?

Si creemos las teorías del padre del psicoanálisis, Sigmund Freud, todos seríamos profundamente bisexuales por naturaleza, todos los campos del deseo serían posibles y la pulsión homosexual existiría en estado latente en todos los heterosexuales. La cultura y la educación intervendrían a continuación para orientar las elecciones sexuales definitivas.

En la adolescencia, la libido está particularmente afirmada, y ciertas adolescentes prueban la experiencia sexual con una pareja del mismo sexo, como si estuvieran buscando a su doble. En la mayoría de los casos, este deseo se queda en algo pasajero.

Es interesante señalar que, en este periodo, vuelve a aparecer la bisexualidad original, aquella que precede a la diferenciación sexual genética.

LA MENOPAUSIA

Tras la diferenciación sexual del embrión hacia la séptima semana de embarazo y la pubertad hacia los doce años, la **menopausia** es el tercer «acontecimiento genital» más importante de la mujer. Ocurre por lo general entre los cincuenta y los cincuenta y un años, como media de edad a nivel mundial.

La menopausia se define a partir de doce meses de ausencia de regla y corresponde a una parada del funcionamiento de los ovarios. Sin embargo, en este momento todavía quedan alrededor de mil ovocitos en los ovarios, y en el transcurso de su vida fértil la mujer solo ha «utilizado» entre cuatrocientos y quinientos. ¡Es el cierre del grifo hormonal de los ovarios lo que provoca la menopausia!

A simple vista, el cortejo de síntomas que acompañan a esta etapa podría compararse con un inventario del poeta Prévert.* Afortunadamente, no todas las mujeres los sufren con la misma intensidad ni padecen de los mismos síntomas: **sofocos**, sudores nocturnos, irritabilidad, trastornos del sueño, depresión, dolor corporal, desmineralización ósea, aumento de peso, sequedad cutánea o atrofia vaginal (término bárbaro que engloba por sí mismo un abanico de posibles trastornos vaginales: sequedad, picores, disfuncionamientos urinarios, mayor riesgo de infección, dolor durante las relaciones...).

¿Por qué la desaparición de las hormonas provoca esta ola de minicataclismos?

Para entenderlo hay que observar el corazón de los tejidos e incluso de las células, ahí donde se alojan los famosos receptores

* Jacques Prévert (1900-1977). Poeta francés de estilo muy personal vinculado con el surrealismo, en cuyos poemas abundan los juegos fonoestilísticos: letanías, encadenamientos, paralelismos sintácticos, notaciones e inventarios (enumeraciones heterogéneas).

de hormonas. Imagina unas minúsculas cerraduras. Son los receptores. Las hormonas, por su parte, son llaves que entran en el interior y activan una serie de procesos que actúan directamente sobre el funcionamiento de los tejidos y de los órganos concernientes.

La caída del nivel de hormonas producidas por los ovarios no es brutal. Es escalonada, y la producción anárquica de estrógenos y de progesterona se traduce por lo que se conoce con el nombre de **premenopausia**, periodo que precede entre aproximadamente dos y cinco años a la menopausia propiamente dicha. Los síntomas de la premenopausia varían de una mujer a otra: ciclos cada vez más irregulares, tensión mamaria, aparición de los sofocos... Todo seguido por el fin irremediable de la actividad de los ovarios: la menopausia, con la desaparición completa de la regla y el cortejo de síntomas que, una vez más, difieren enormemente de una mujer a otra.

Por fortuna, algunos de estos trastornos, como los sofocos y los cambios de humor, son pasajeros y desaparecen espontáneamente en unos meses o años. Para el resto, existe una diversidad de tratamientos:

- En cuanto a las modificaciones cutáneas, hay tratamientos para el cuidado de la piel, incluso con láser o led, que mejoran sensiblemente el problema.
- Para la atrofia vaginal, existen tratamientos locales, como las cremas vaginales a base de ácido hialurónico o estrógenos, que alivian los síntomas. El láser fraccionado lleva dando resultados muy interesantes desde hace algunos años: bastan tres sesiones para devolver elasticidad e hidratación a la vagina, al menos durante varios meses.

- Finalmente, existe el famoso **tratamiento hormonal sustitutivo de la menopausia o THS**, que, según explica el ginecólogo Sylvain Mimoun, «consiste en reemplazar los estrógenos naturales que faltan, y así la "altura del escalón" que hay que franquear disminuye y se hace menos molesta. Una transición graduada conlleva un menor número de molestias».

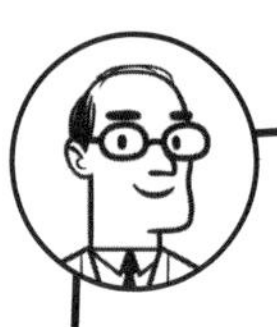

VER LA BOTELLA MEDIO LLENA

Algunas mujeres declaran un desinterés importante por el sexo en la menopausia, como si este se volviera obsceno o inútil, puesto que la posibilidad de reproducirse, aunque sea como simple fantasía, ha desaparecido.
En esta etapa, las mujeres pueden elegir ver la botella medio llena en lugar de medio vacía: franquear la menopausia como una nueva etapa de la vida (con sus alegrías, sus decepciones y sus pequeñas molestias, que se pueden tratar) o sufrirla con fatalismo y negándose a contemplar otra posibilidad.
Como señala acertadamente el investigador Christian Heslon, psicólogo especialista en las edades de la vida: «La imagen del resplandor ilustra la dualidad de la menopausia. Esta puede tanto sacar a la luz una identidad femenina demasiado asimilada a la maternidad como revelar el brillo de una feminidad desembarazada de los inconvenientes de la procreación».
Hoy en día, la esperanza de vida con cincuenta años es todavía larga, y esto da que pensar.
Tomado de *Sexe & sentiments après 40 ans*, Dr. Sylvain Mimoun y Rica Étienne, Albin Michel, 2011.

3
DIBÚJAME UNA MUJER

Es imposible dibujar el contorno de la mujer sin hablar del hombre. Si la mujer tiene un sexo interno y escondido, el hombre posee un sexo externo, con sus fallos a la vista. La interioridad y la exterioridad son elementos constitutivos de la sexualidad de las mujeres y los hombres. No solamente en el plano mecánico y funcional, sino también en el imaginario femenino y masculino.

UNA RELACIÓN AMBIGUA CON EL SEXO

Como lo explica el ginecólogo y psicosomatista Sylvain Mimoun:[3] «Lo que está en juego en el caso de los hombres es la obsesión por estar a la altura, por ser capaz, realmente viril. Se encuentran en evaluación permanente, consciente o inconsciente, sexual o no. Y esto se debe a una "materialidad" capital, a una evidencia natural: tienen un sexo externo, visible, elocuente, un sexo que resume sus emociones, integrado en su esquema corporal y mental. Si se sienten bien, tienen una erección; si no se sienten bien, no la tienen. Están al descubierto. Desde muy pequeños, deben aceptar la mirada de los otros chicos, se miden con ellos, se comparan, se observan. En el hombre, "todo" se ve; de modo que les resulta vital esconder los afectos para protegerse mejor».

Las mujeres, por su parte, tienen un sexo escondido y misterioso, y están muy lejos de este tipo de razonamiento e incluso de problema. No se ven sometidas a la evaluación sexual ni al análisis del rendimiento, no tienen nada que demostrar, y cuando la disminución del deseo o del placer las acecha, disponen de un arma de protección masiva: la simulación.

Sin embargo, tanto las mujeres como los hombres tienen una relación ambigua con su sexo. En el caso de ellas, algunas lo olvidan como si fuera invisible (como si fuera una tierra de nadie que ni siquiera tocan con la mano durante el aseo de las partes íntimas), otras lo desprecian o lo detestan y otras lo adoran, lo miman, lo transforman, lo rejuvenecen, se lo depilan o lo decoran con un *piercing* en los labios o en el clítoris.

La palabra y «la cosa»

Siempre ha sido difícil hablar de «la cosa». Suele nombrarse de mil formas distintas, porque *vagina* o *vulva* son palabras técnicas, frías, feas, sucias, desagradables... en resumen, demasiado explícitas. «En el mejor de los casos, parecería el nombre de una infección, o de un instrumento quirúrgico: "Enfermera, rápido, páseme la vagina". Vagina, vagina... Podemos repetirlo tantas veces como queramos, que jamás parecerá lo que deseamos decir. Es una palabra absolutamente ridícula, todo menos erótica. Trata de decirla mientras haces el amor: "Cariño, acaríciame la vagina". Lo echarás todo a perder, en el acto», ironiza, con razón, la feminista estadounidense Eve Ensler, autora de *Monólogos de la vagina*.

De manera que preferimos jugar con los nombres de la vagina y de la vulva, envolverlos en papel de seda, utilizar diminutivos afectuosos, nombres de animalillos encantadores e ¡incluso de moluscos o de frutas! Cada hogar tiene su propia expresión para nombrar «la cosa» y aquello que parece impronunciable. Siglos de cultura, educación religiosa y tabúes han hecho mella en la libertad de referirnos a ella, hasta el punto de que todavía hoy a la mujer le resulta difícil hablar sin complejos de su vagina o de su vulva, incluso con el médico, con sus hijos (ver el capítulo cinco, «La higiene íntima o las virtudes de la sencillez») y aun en un contexto sexual.

La ventaja de los términos que suelen utilizarse es que dicen un poco sin decirlo todo, tomando caminos imaginativos, con ligereza y pudor o bien con crudeza. Las palabras exactas, por su parte, expresan sin rodeos lo que tienen que decir de manera sencilla, con objetividad, sin veinte siglos de historia de dominación masculina pesando sobre ellas ni proyecciones deformadas de la feminidad.

UN POCO MÁS DE ANATOMÍA

Es imposible no recordar aquí la constitución de los órganos genitales femeninos.

La entrada de la **vagina** la conforma la **vulva**. Los **labios mayores** se extienden a lo largo de unos ocho centímetros; los **labios menores**, de unos tres centímetros. El **clítoris** mide dos centímetros en reposo, el doble durante la excitación; ¡y ya sabemos la influencia que tiene sobre el placer de la mujer!

El fondo de la vagina termina en el **cuello del útero**. Entre la entrada y el fondo, la vagina mide aproximadamente ocho centímetros. La naturaleza está bien hecha: esta envoltura en forma de tubo se adapta a la forma que lo penetra, ya sea un dedo, un tampón, un pene o un juguete sexual.

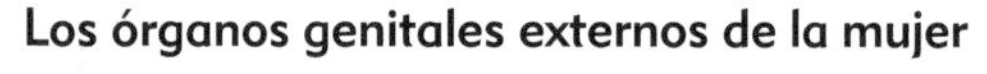

Los órganos genitales externos de la mujer

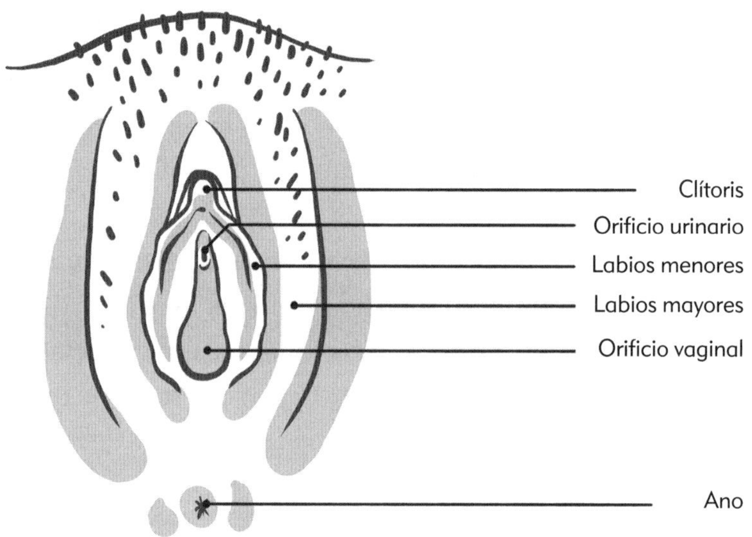

Al contrario de lo que suele abundar en el imaginario femenino, la vagina no es una cavidad abierta en su fondo, sino que está cerrada. De hecho, basta con introducirse un dedo para darse cuenta por una misma: nos topamos con una pequeña protuberancia, el cuello del útero. Por eso, entre otras cosas, es por lo que un tampón no puede perdérsenos dentro. Sin embargo, el cuello del útero incluye un pequeño orificio que permite que el esperma penetre en el útero, que la sangre de la regla fluya y que el bebé descubra el mundo exterior en el parto.

Durante el acto sexual, la vagina posee la facultad mágica de alargarse un 50 % y de ampliarse también hasta diez centímetros de ancho. Una capacidad y una elasticidad que no son fruto del azar: en caso de embarazo y de parto, la cabeza del bebé tiene que poder pasar por ella, ¡y esta cabeza mide alrededor de diez centímetros también!

El **útero** es una pequeña bolsa triangular ubicada detrás de la vagina y conectada con los ovarios a través de las trompas de Falopio. Es la parte dedicada a la procreación por excelencia. La cavidad uterina comienza a la altura del cuello, prosigue por el cuerpo del útero, situado en la pelvis, y termina en el fondo uterino. A ambos lados de la zona superior del útero, a la altura de los «cuernos» uterinos, se abren dos pequeños orificios

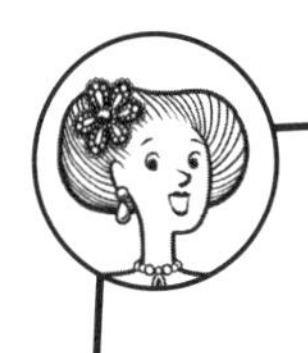

FALOPIO, NADA MÁS LEJOS DE LO QUE SU NOMBRE PODRÍA SUGERIR

Gabriel Fallope (1523-1562) fue un anatomista y cirujano del Renacimiento, sin duda el de más talento de su época. Inventó el término *vagina*. Hizo también la primera descripción del clítoris, justo antes de su muerte. Además, fue quien inventó el primer preservativo «moderno»: una «funda ligera de tela, hecha a medida, para protegerse de las enfermedades venéreas». Llevó a cabo un ensayo con mil cien hombres en Nápoles, que gracias a ello no se contagiaron del «mal francés» o sífilis. Hay que admitir, sin embargo, que existen representaciones de algunas civilizaciones anteriores de lo que parecen unas «fundas para el pene», como se observa en una estatuilla egipcia del año 6000 antes de nuestra era o en las pinturas rupestres de la gruta de Combarelles, en Dordoña. Lo que no se sabe es cuál era su fin: ¿contracepción?, ¿simple adorno? Sigue siendo un misterio.

directamente conectados a las **trompas de Falopio**, que cada mes transportan los óvulos durante la ovulación, gracias a un pasillo rodante de cilios vibrátiles. Es la perfección de la naturaleza.

Esta **fase de ovulación** se produce habitualmente catorce días antes de la regla. Los estrógenos permiten que algunos ovocitos maduren y engorden, y la pared del útero se hace más espesa. Un solo óvulo seguirá desarrollándose más y se desprenderá del ovario para llegar a la trompa que conecta el **ovario** al útero.

La naturaleza realiza entonces una nueva proeza en ese estadio, y es que imagina mil subterfugios para que la fecundación se realice. En este periodo, la mujer segrega más abundantemente una sustancia hipernutritiva, el **moco uterino**, para ayudar a los espermatozoides a vivir más tiempo. En ese estadio, su fertilidad es máxima. Cuando el óvulo es fecundado, se transforma en **embrión.** La mucosa del útero, que ha ido tomando cuerpo durante toda la primera parte del ciclo, puede entonces acogerlo y permitir su **nidación** en un capullo algodonado.

Corte frontal del aparato genital femenino

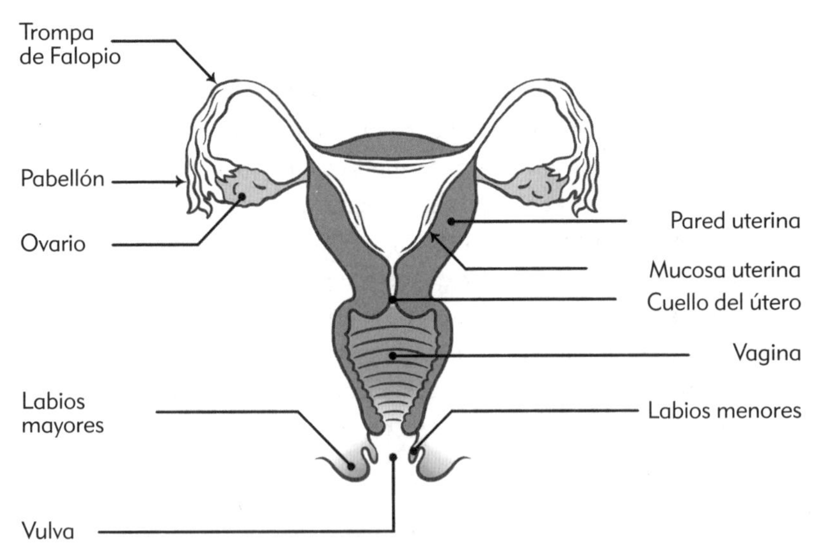

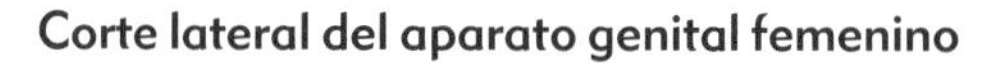

Corte lateral del aparato genital femenino

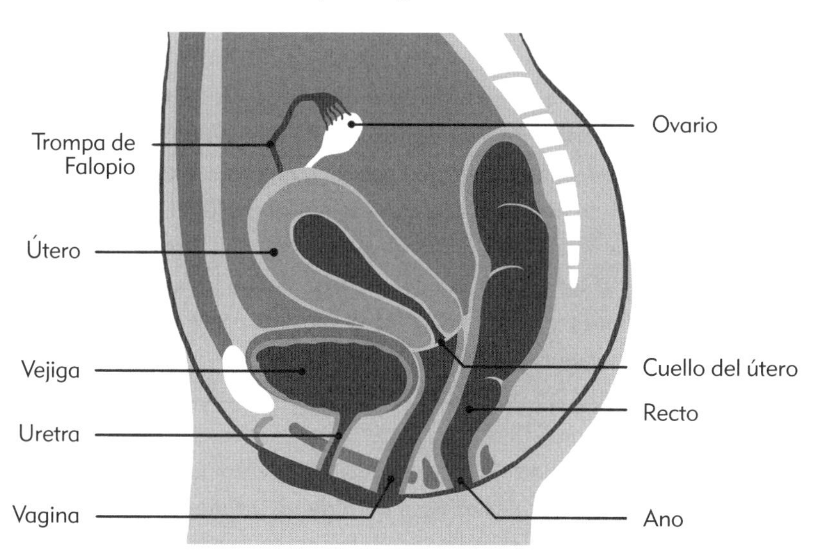

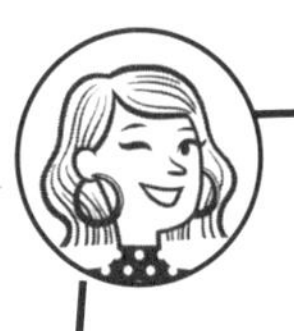

UNAS CURIOSIDADES (ALGUNAS ALGO RARAS) SOBRE LA VAGINA

- La vagina contiene ocho mil nervios, dos veces más que el pene. ¿Una ventaja para el placer?
- La vulva protege esta frágil zona y el vello es un escudo anatómico inestimable. Por eso la depilación total no es una buena idea.
- La comida determina también el olor de la vagina. ¡Cuidado con el ajo!
- La vagina puede aumentar un 50 % de largo durante la penetración.

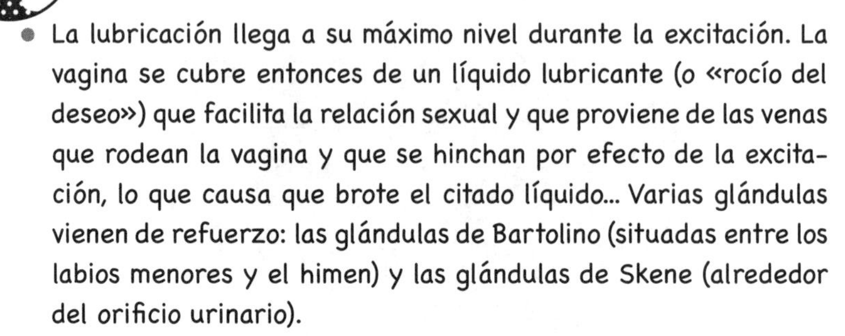

- La lubricación llega a su máximo nivel durante la excitación. La vagina se cubre entonces de un líquido lubricante (o «rocío del deseo») que facilita la relación sexual y que proviene de las venas que rodean la vagina y que se hinchan por efecto de la excitación, lo que causa que brote el citado líquido... Varias glándulas vienen de refuerzo: las glándulas de Bartolino (situadas entre los labios menores y el himen) y las glándulas de Skene (alrededor del orificio urinario).
- La mayoría de las mujeres alcanza el orgasmo con el clítoris y no con la vagina.
- La vagina se limpia sola. Pero la vulva no, de ahí la importancia de comprar productos específicos de higiene íntima (ver el capítulo cinco, «La higiene íntima o las virtudes de la sencillez»).
- La vagina (al igual que el útero o la vejiga) puede «desplazarse» en ciertos periodos de la vida (después de un parto, en la menopausia...): se habla entonces de «desplazamiento de órganos» o prolapso.
- Circula por Internet que en la Edad Media las mujeres se pintaban el sexo, clítoris incluido, con el objeto de excitar a su pareja. Esto no está ni confirmado ni desmentido por los medievalistas que hemos consultado...
- Existen «talleres» sobre la vagina. Busca en Internet y los encontrarás.

Capítulo 3

UNAS FLORES ENCANTADORAS PERO NO SIEMPRE DISCRETAS

1

¡ESCONDA ESTA BACTERIA QUE YO NO LA VEA...!

Corría el año 1893. En los pasillos de la Academia de la Ciencia, conversan unos hombres con sombrero de copa:

—¿Ha leído usted el comunicado de nuestro compañero alemán Dörderlein?

—Ah, sí, ¿esa cantidad de sandeces? No me diga, querido amigo, que cree usted en eso.

—Parece que es verdad que existen bacterias beneficiosas en la vagina...

—¡Pamplinas! Lo que es seguro es que son los microbios de la vagina los que contaminan a nuestros jóvenes (sífilis, blenorragia...) y pervierten a nuestra juventud.

—Cierto, pero Döderlein dice que las bacterias que él ha descubierto protegen contra las enfermedades y...

—Ya basta. En lugar de ocuparse de la salud de las vaginas, el señor Döderlein haría mejor ocupándose de proteger a nuestros jóvenes de esas enfermedades venéreas.

—Pero es que este descubrimiento quizás sea un modo...

—Usted todavía es demasiado joven y un poco soñador, amigo mío. ¡Seguro que pronto viene a decirme que el hombre va a viajar a la Luna! Todo eso es ridículo... Está claro que este siglo XX se presenta mal...

2

EL DESCUBRIMIENTO DE UNA FLORA PARTICULAR

Ha sido necesario esperar mucho tiempo para descubrir que distintas poblaciones ocupaban el territorio de la vagina. Puede que los hombres de ciencias lo ignoraran durante mucho tiempo, pero en la actualidad todavía hay muchas mujeres que no saben que poseen una flora íntima.

La historia de este descubrimiento debe mucho a dos hombres: Louis Pasteur, el padre de la microbiología moderna, que reveló la existencia de un universo microbiano, agresivo o benevolente, según las circunstancias, y Albert Gustav Döderlein, un apasionado de los misterios de la vagina.

LOS LACTOBACILOS, UNAS BACTERIAS PROTECTORAS...

Döderlein, ginecólogo obstetra alemán, descubrió en 1892 un germen particularmente importante para las mujeres, el lactobacilo. Quizás este nombre te recuerde a los lactobacilos que hay en los yogures, y no te estarás equivocando: son las mismas bacterias, ¡salvo por algunas particularidades! Desde que se hizo este descubrimiento se han identificado más de doscientos tipos de lactobacilos en cantidad importante en el organismo, en particular en la boca y en el intestino. Los que colonizan la vagina poseen características genéticas muy específicas que los permiten adaptarse mejor a este ámbito tan particular, como vamos a ver.

Has de saber que estos pequeños inquilinos de las partes más íntimas no están ahí de relax; de hecho, se encuentran particularmente activos y ejercen unas funciones asombrosas, que detallaremos después. Un adelanto: la mayor parte del trabajo que realizan consiste en transformar en ácido láctico un polisacárido que secretan las células de la mucosa genital, el **glucógeno**. Como en el caso del yogur, los lactobacilos transforman la lactosa (el azúcar de la leche) en ácido lácteo a través de la fermentación.

Esta comparación no pasó desapercibida a una estudiante bastante avispada. Tal y como lo recoge la revista digital *Motherboard* en un artículo titulado «How to make breakfast with your vagina» [Cómo preparar el desayuno con tu vagina], esta doctoranda de la Universidad de Wisconsin llevó la fibra feminista hasta el punto de fabricar yogur... con su propia flora vaginal. Te preguntarás de dónde le vino una idea tan descabellada. Cecilia Westbrook, la «cocinera» en cuestión, constató sencillamente que existían numerosas recetas a base de esperma,* y ninguna con «ingredientes» de la vagina. Como indicaba en este artículo,

* *Natural Harvest*, únicamente vendido por Internet, es el primer libro de cocina que incluye el esperma como ingrediente. Un ejemplo de *smoothy*: toma un kiwi, un plátano, leche de soja, un poco de helado y bátelo todo. Añada tres cucharadas de esperma bien fresco y saboréalo.

lo que hizo a continuación le parecía evidente: «Las vaginas están habitadas por cientos de bacterias y de organismos distintos. Estos organismos producen ácido láctico, peróxido de hidrógeno y otras sustancias que mantienen la vagina saludable. La bacteria dominante se llama *Lactobacillus* y resulta que puede utilizarse en la producción del queso y el yogur». Ya solo le quedaba lanzarse.

Puede que te preguntes a qué sabía ese yogur «casero». Un gusto agrio, ácido y casi picante, asegura la estudiante, que ha llevado la conciencia profesional hasta el extremo de comerse su preparado. ¡Cuidado de todas formas! Si te tentara la idea de hacer lo mismo con tu yogurtera y tu flora vaginal, has de saber que los lactobacilos no son los únicos habitantes de la vagina; cohabitan con otros microorganismos muchos menos pacíficos, y podrías provocarte algunos pequeños problemas intestinales. Pero volvamos a Döderlein.

Este médico hizo, pues, un descubrimiento importante: los lactobacilos no son bacterias tóxicas; al contrario, nos protegen. ¿Cómo llegó a esta conclusión? Tras pasar el tiempo escrutando vaginas, tomando muestras y estableciendo comparaciones, constató que, junto a las decenas de microorganismos de otro tipo que luego se identificarían, los lactobacilos estaban más presentes en aquellas pacientes que gozaban de buena salud vaginal, es decir, que no sufrían micosis, infecciones urinarias y otras molestias similares. Por eso, varios años más tarde, la comunidad científica, agradecida, dio el nombre de «flora de Döderlein» a los lactobacilos vaginales. Ahora sabemos que muchas variedades (los biólogos las llaman especies) de lactobacilos pueden colonizar la vagina: *Lactobacillus crispatus, Lactobacillus gasseri, Lactobacillus jensenii* y *Lactobacillus iners,* entre otros. Cada mujer alberga una o varias especies de lactobacilos.

¿Por qué hablar de «flora» en lugar de «fauna» o, mejor aún, de «microbiota», como se la llama hoy? No es porque suene mejor, sino porque, antes, las bacterias se clasificaban dentro del reino vegetal. Actualmente, tienen su propio reino (ver el recuadro siguiente). Eso, en lo que respecta a la referencia botánica. De hecho, siguiendo esa lógica, se hablaba también de flora intestinal o de flora bucal.

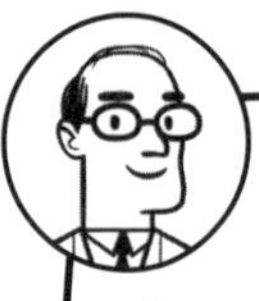

LOS SEIS REINOS DE LOS SERES VIVOS

La nomenclatura actual considera que existen seis reinos diferentes: el reino animal, el vegetal, el de los hongos, el de los protistas, el de las bacterias y el de las arqueas, los tres últimos constituidos por organismos la mayoría unicelulares.
Cada reino se divide en filos (cepas primitivas), que se dividen a su vez en clases, estos en familias, estas en géneros, estos en especies y estas en cepas. ¡Esto explica la increíble diversidad del mundo viviente y del reino bacteriano!

¡... HASTA CIERTO PUNTO!

Döderlein es conocido por otras proezas, y las mujeres pueden estarle agradecidas. Constatando que las parturientas a punto de dar a luz morían mucho más cuando las examinaban los estudiantes de medicina en lugar de las matronas, intentó elucidar aquel extraño misterio. A toda lectora que haya crecido bajo una educación basada en la higiene, este descubrimiento le parecerá horrible: y es que los estudiantes pasaban de la sala de disección a la sala de partos sin lavarse las manos ni ponerse guantes protectores. Los microbios de los cadáveres viajaban así hasta la vagina de las pobres parturientas usando como vehículos las manos de los estudiantes. Döderlein impondría el uso de guantes a los futuros médicos. ¡Y la tasa de mortalidad de las mujeres cayó de manera espectacular! Queda demostrado que la observación y la reflexión son las bases de la ciencia.

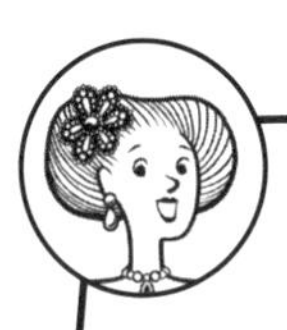

PERO ¡NO ES ORO TODO LO QUE RELUCE!

Este sabio tan concienzudo tiene, sin embargo, pocas papeletas para entrar en el Panteón de las mujeres, pues concluiría su brillante carrera científica colaborando con los nazis y escribiendo el comentario jurídico oficial de la ley sobre la esterilización promulgada por el Estado nazi («Cómo proceder a la esterilización de una mujer»).

3

¿QUÉ ES LA MICROBIOTA?

La microbiota (del griego *micro*, 'pequeño', y *bios*, 'vida') es el nombre moderno de la flora microbiana. De ahí que ambos términos se utilicen indistintamente en esta obra. Se trata de una comunidad de microorganismos (bacterias, virus, hongos...) que coloniza un órgano o un sistema. Existe, así, una microbiota de la piel, de la boca, de los ojos, de la nariz, de la garganta, del intestino, de la vagina, de la vulva, del pene, etc.

Cien mil millardos de células externas ocupan nuestro organismo, mientras que nosotros poseemos solo diez mil millardos de células específicamente humanas. La cuenta es redonda: ¡diez veces menos!* Estos microorganismos pesan, por sí

* Unos estudios llevados a cabo en enero del 2016 en el Instituto de la Ciencia Weizman, en Rehovot (Israel) han mostrado que en realidad estas microbiotas serían mucho menos numerosas de lo que pensamos y que la proporción sería más bien de 1,3/1 a favor de los microbios. Sería, pues, del mismo orden. Sin embargo, los autores insisten en que esto no debe hacer que se subestime la importancia de la microbiota. Esperemos un tiempo para ver si el conjunto de los investigadores termina aceptando este nuevo cálculo.

solos, 1,3 kilos, casi tanto como nuestro cerebro, algo sobre lo que podríamos filosofar largo rato...

UNA ACELERACIÓN DE CONOCIMIENTOS

Hace cuarenta años, los investigadores ignoraban todavía la increíble diversidad de estos micromundos y no tenían la más mínima idea del número de especies que se encontraban en ellos. De hecho, para muchas de esas mujeres ni siquiera tenían nombre. Estos individuos microscópicos formados por una sola célula han colonizado hasta los más pequeños rincones de nuestro cuerpo con particularidades sorprendentes. «¡No somos individuos, somos ecosistemas!», es la conclusión del investigador Rob Knight,[4] profesor de Ciencias de la Ingeniería y director de investigación del microbioma.*

¿Cómo y por qué ha tenido lugar esta aceleración de conocimientos? Por la tecnología, evidentemente, por la informática y, sobre todo, por numerosos avances en la secuenciación del ADN. «Gracias a los algoritmos informáticos, la interpretación de todos los datos genéticos es mucho más fácil que antaño –explica Knight–. Concretamente, podemos establecer para cada individuo una cartografía de microorganismos con la que comparar las diferentes comunidades que hay presentes en esta o aquella parte de su cuerpo, y comparar además esas comunidades microbianas con las de otro individuo. Hace una decena de años, si querías conocer la composición de tu microbiota, tenías que desembolsar cien millones de dólares, en lugar de los alrededor de cien dólares de hoy en día. Esto ha hecho que se esté empezando a considerar que este tipo de investigación podría

* El microbioma de un individuo es una comunidad de microorganismos. Es el mismo concepto que la microbiota, pero se refiere a los genes expresados por esos microorganismos.

figurar pronto entre los análisis médicos que se prescriban con más frecuencia».

Se trata sin duda de un comentario optimista, porque todavía estamos lejos de haber descifrado todas las microbiotas del ser humano, por un lado, y, por otro lado, la realización sistemática de la cartografía de esas microbiotas no es aún una realidad. No obstante, las investigaciones avanzan a pasos agigantados y puede que en 2030, o incluso antes, ¡veamos cumplida la profecía de Rob Knight!

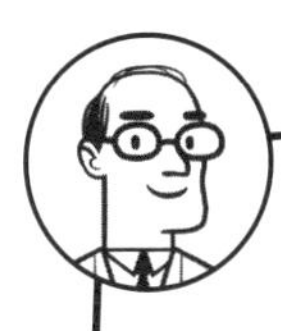

DEL MICROSCOPIO A LA METAGENÓMICA

La caracterización de las microbiotas ha evolucionado considerablemente. Hasta hace una veintena de años, los estudios de las poblaciones microbianas se realizaban mediante técnicas clásicas de bacteriología: toma de una muestra (saliva, orina, secreción vaginal...), puesta en cultivo en diversos medios y análisis al microscopio de las colonias microbianas que hubieran «crecido» en ellos.

La genómica y la metagenómica han transformado por completo nuestro conocimiento del mundo microbiano. Gracias a unos métodos de secuenciación a alto y muy bajo débito, ahora se puede establecer una cartografía de los genomas (que son secuencias de ADN) de los microorganismos presentes en un medio dado y establecer clasificaciones de poblaciones bacterianas, que constituyen un gigantesco repertorio. De este modo, podemos detectar a continuación la presencia de esta o aquella bacteria en un órgano. Así es como nos hemos dado cuenta de que las técnicas de bacteriología clásicas solo permitían aislar un 10 % de los microorganismos que componen un medio dado.

Gracias a los métodos de metagenómica, empieza a salir a la superficie la parte sumergida del iceberg microbiano, compuesto esencialmente por microorganismos imposibles de observar en cultivo.

LA DIVERSIDAD MICROBIANA

Cada microbiota es específica de la zona en la que se localiza. Allí se desarrolla, en condiciones particulares, con funciones particulares también. Muchos de los microorganismos que la conforman aseguran la protección del territorio en el que se han instalado. Su sola presencia permite impedir la proliferación de otras poblaciones de gérmenes más perniciosos. Poseen igualmente propiedades metabólicas esenciales.

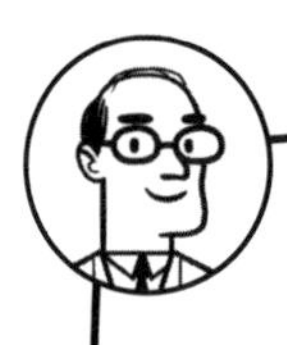

LA CARA OCULTA DE LOS ANTIBIÓTICOS

En un estudio apasionante publicado en 2002,[5] el biólogo e inmunólogo francés Jean-François Bach ha demostrado que, desde hace cincuenta años, se observan dos curvas totalmente simétricas: por un lado, una disminución creciente de las grandes epidemias (tuberculosis, viruela, rubeola, hepatitis A...) y por otro, un aumento considerable de las enfermedades inmunitarias (asma, enfermedad de Crohn, esclerosis múltiple...). Aunque es cierto que las causas de estas evoluciones son numerosas, una de las pistas que se exploran es la modificación de la microbiota intestinal por el incremento del uso de antibióticos.

Los antibióticos, cuyos beneficios, por supuesto, nadie pone en duda, puesto que salvan vidas, tienen sin embargo dos efectos perniciosos: al disminuir la duración de las infecciones, sustituyen a las defensas naturales y aumentan el riesgo de que estas defensas se vuelvan contra las propias células del organismo (enfermedades autoinmunes). El segundo efecto nocivo es el empobrecimiento de la microbiota intestinal, gran regulador del sistema de defensa. Esta constatación espectacular parece demostrar muy bien que esos mundos en miniatura que albergamos dentro juegan un papel decisivo y normalmente benéfico en nuestro arsenal defensivo.

Tomemos, por ejemplo, el caso de la microbiota intestinal, la más conocida de todas y ampliamente mediatizada. Se ha demostrado que las bacterias que allí se encuentran participan activamente en la producción de vitaminas y de oligoelementos. Poseen propiedades inmunitarias y estimulan las defensas del organismo. ¡Porque un 85 % de nuestra inmunidad global se sitúa en el intestino!

En investigaciones con ratones, se ha evidenciado que la ausencia de microbiota intestinal hace a los pequeños roedores mucho más vulnerables frente a las infecciones.

La atención principal está puesta actualmente en lograr identificar las «huellas digitales bacterianas» de riesgo (especie de códigos de barras) para modular la microbiota, es decir, ayudarla a reencontrar su equilibrio.

Esta diversidad microbiana explica igualmente las pequeñas rarezas que constituyen la especificidad y el encanto de cada uno. Tomemos por ejemplo el caso de los mosquitos. ¿Por qué estos insectos desprecian la piel de tu vecino pero se ceban literalmente contigo? Por culpa de la microbiota cutánea y de sus particularidades. Cuando decimos que a los mosquitos les encanta nuestro olor, ¡es verdad! Las microscópicas bacterias de la superficie de nuestra epidermis secretan unos compuestos orgánicos volátiles que los atraen, o no. Algunos mosquitos llevan incluso la «conciencia profesional» muy lejos. Los que transmiten el paludismo son exclusivamente atraídos por los efluvios de las manos o de los pies. Un descubrimiento que tiene su importancia: ¡teóricamente, bastaría con untarse esas zonas con una sustancia que inhibiera las bacterias que causan el olor para neutralizarlo y prevenir su ataque!

«¡No te laves, que ya voy!»

Otro ejemplo sería el olor de la vagina (ver el capítulo cinco, «La higiene íntima o las virtudes de la sencillez»), que es, naturalmente, el resultado de los microorganismos que habitan en ella. Napoleón I ya se había dado cuenta de su importancia. Todo el mundo conoce la célebre frase del emperador a Josefina: «¡No te laves, que ya voy!». En realidad, no habría hecho sino retomar el mensaje del rey Enrique IV a su amante Gabrielle d'Estrées. En aquellos tiempos, los fluidos corporales, el sudor y las emanaciones diversas se tenían en olor de santidad. Eran perfectamente admitidos, incluso buscados. ¿Por qué? La explicación quizás se encuentre en la experiencia científica relatada por el neuropsiquiatra Serge Stoléru.[6] En los hombres que respiraron olores de secreciones provenientes de la vulva y de las axilas de mujeres en medio del ciclo, la tasa de testosterona salival (la hormona masculina) aumentó significativamente. «Respirar los tampones portadores de olor del periodo preovulatorio suscita un estado de deseo y de excitación sexual –indica el investigador–. Por el contrario, no se observa ningún efecto sobre el deseo con los tampones de mujeres que se encuentran al final del ciclo menstrual». Es, por tanto, como si en el plano de la evolución humana los olores procedentes de las microbiotas íntimas tuvieran una virtud afrodisiaca necesaria para la procreación y el deseo.

Las bacterias desempeñarían, así, un papel evolutivo en la sexualidad humana. Al proteger al hombre y asegurar su descendencia, se están protegiendo ellas mismas y asegurándose la suya al mismo tiempo. ¡Un ejemplo perfecto de coevolución y simbiosis beneficiosa!

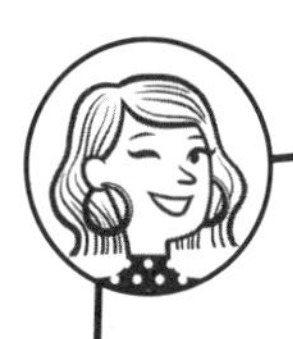

LA MICROBIOTA DE LA MUJER: ¡ÚNICA ENTRE LOS MAMÍFEROS!

Ya lo hemos dicho, la microbiota vaginal humana está dominada por los lactobacilos y esto es único entre los mamíferos, primates incluidos. En la mujer, los lactobacilos representan entre el 90 y el 95 % de la microbiota, y en el resto de los mamíferos, el 1 %. ¿Es esto fruto del azar y de la evolución o hay otras razones? Existen cuatro hipótesis:[7]

-Hipótesis n.º 1: la mujer es el único mamífero que tiene una producción cíclica (cada veintiocho días de media) de óvulos en los ovarios, entre la adolescencia y la menopausia. Esta producción regular está ligada a la secreción de hormonas sexuales, como los estrógenos. Y estos estrógenos son un elemento clave para la supervivencia y el desarrollo de los lactobacilos. En muchos otros mamíferos, los periodos de reproducción, y por tanto de producción de estrógenos, son muy cortos y no obedecen al mismo ritmo que en la mujer.

-Hipótesis n.º 2: en los mamíferos no humanos la defensa de la vagina pasa por otro tipo de bacterias, que utilizan mecanismos de defensa distintos al de la producción de ácido lácteo. Mecanismo, este último, que incluso puede existir en algunas mujeres con pocos lactobacilos y un defecto de acidez (pH>4,5), sin que por ello desarrollen infecciones del tipo de la vaginosis.

-Hipótesis n.º 3: la vagina de la mujer habría desarrollado unas estrategias específicas de protección ante las infecciones de transmisión sexual. En efecto, en otros mamíferos, el apareamiento solo ocurre en los únicos y cortos periodos de fecundidad de la hembra, mientras que en los humanos las relaciones sexuales son mucho más frecuentes, por lo que están expuestos a un riesgo mucho mayor de ETS. Conocemos el poder protector de los lactobacilos ante esas infecciones. Una vez más, la función (aquí, la sexual) crea el órgano...

-Hipótesis n.º 4: la mujer está expuesta a más complicaciones durante el embarazo y el parto que otros mamíferos. Por ejemplo, la estructura de la pelvis de la mujer, cuyo diámetro es inferior al de la cabeza del niño, aumenta el riesgo de traumatismos uterinos y de la pared vaginal y, por tanto, de infección. La gran concentración de lactobacilos en el medio ácido de la vagina protegería en cierto modo de este riesgo infeccioso.

Las dos primeras hipótesis se apoyan en bases científicas sólidas, mientras que las dos últimas son más discutidas y han sido objeto de publicaciones contradictorias.

A cada edad, su microbiota vaginal

La microbiota vaginal es el fruto de una aventura apasionante que se despliega a lo largo del tiempo y de la vida y revela que las bacterias que albergamos en nuestros lugares más secretos no están ahí sin motivo, sino para cumplir con un verdadero y titánico trabajo.

De la caverna uterina a la liberación del parto

Durante mucho tiempo, los científicos pensaron que el niño nacía libre de cualquier microbio y que se había formado en un líquido amniótico estéril. Así, a partir del momento del parto, el lactante sería poco a poco colonizado por los gérmenes, y esto le permitiría aumentar sus defensas inmunitarias.

Hoy sabemos que no es así. Estudios realizados en 2010 han demostrado que, en realidad, la placenta y el líquido en el que se baña el feto portan una microbiota particular. Debemos este descubrimiento a Kjersti Aagaard,[8] ginecóloga obstetra de Texas que descubrió estas poblaciones microscópicas en distintas placentas y observó que estaban compuestas por unos microorganismos curiosamente similares a los de la boca. Ya se sospechaba, sin embargo, una relación misteriosa entre estas dos zonas: las mujeres que sufren de periodontitis importante (infección de los tejidos de anclaje de los dientes o de los huesos) tienen un riesgo de parto prematuro dos o tres veces mayor que las mujeres sanas. Existe, pues, un vínculo directo entre las perturbaciones de la microbiota bucal de la madre y la microbiota placentaria.

Al nacer, el niño posee ya algunas colonias bacterianas, repartidas uniformemente por todo el cuerpo; es su «equipamiento de base», que se especializará a continuación, dando lugar a las distintas microbiotas: de la boca, la piel, el intestino y la vagina, si se trata de una niña.

El **parto** es un momento crucial en el que todo va a precipitarse. Hay dos opciones posibles: o se produce un parto natural y el niño nace a través de la vagina o bien es extraído por cesárea.

En el **parto natural**, durante su paso hacia la salida, el bebé inhala y traga un cierto número de microorganismos procedentes de la vagina, de la piel de la vulva e incluso del recto de la madre. De ese modo «recolecta», pues, rápidamente, los «microbios buenos» (esencialmente lactobacilos de la vagina de su madre) que necesita para desarrollar sus defensas inmunitarias.

Durante la **cesárea**, en cambio, el bebé sale por el abdomen, por lo que únicamente «cosecha», en el mejor de los casos, la flora cutánea materna y la del personal sanitario. Ahora sabemos que esta escasa microbiota puede persistir durante meses, e incluso años, y predisponer al niño a sufrir posteriormente obesidad, asma o diabetes. Distintas investigaciones[9] han demostrado que un niño nacido por cesárea tiene entre un 20 y un 40 % más de riesgo de padecer sobrepeso u obesidad frente a un niño nacido por parto vaginal. Este riesgo es aún más inquietante en términos de sanidad pública, porque la tasa de cesáreas no deja de aumentar en muchos países desarrollados (más de un 25 % en Canadá y Estados Unidos y un 21 % en Francia, cuando la Organización Mundial de la Salud[10] establece como tasa «óptima» de cesáreas la comprendida entre el 5 y el 15 %).

No obstante, **si la madre amamanta al bebé** nacido por cesárea, las cosas cambian: en pocos meses se reduce el desequilibrio de la microbiota intestinal gracias a los gérmenes aportados por la leche materna, que se enriquece durante el embarazo y, sobre todo, durante el periodo de lactancia con bacterias llegadas del intestino. Las bifidobacterias abandonan el tubo digestivo, franquean la barrera intestinal y, transportadas por células sanguíneas específicas, terminan su viaje en las glándulas mamarias. A continuación, estas bifidobacterias colonizarán el intestino del lactante y le proporcionarán su microbiota intestinal definitiva.

Cuando el bebé, durante el nacimiento, se adentra con fuerza por el canal del parto, un cierto número de gérmenes consiguen equipar eficazmente desde ese momento su tubo digestivo. Posteriormente, la guinda del pastel la constituye el aporte añadido con la leche materna.

Por el contrario, la cesárea y la ausencia de lactancia, al igual que la toma de **antibióticos** al final del embarazo o durante los primeros días de vida del niño, van a determinar la pobreza de la microbiota intestinal del lactante, lo que aumenta el riesgo de problemas metabólicos en el futuro.

Los primeros días de la flora

Como hemos visto, una niña que nace por parto vaginal se beneficia de la microbiota vaginal de su madre. La implantación tiene lugar directamente en la vagina del bebé, gracias a la impregnación de las hormonas femeninas maternas. Durante ese corto lapso de tiempo, los estrógenos van a permitir que los lactobacilos sobrevivan en los órganos sexuales de la niña.

No todos los niños heredan los mismos microorganismos. Las diferencias geográficas influyen en la composición de las microbiotas.

Durante la infancia

Tras haberse agotado el flujo de hormonas maternas, la flora vaginal de la niña pequeña, esencialmente alimentada de los

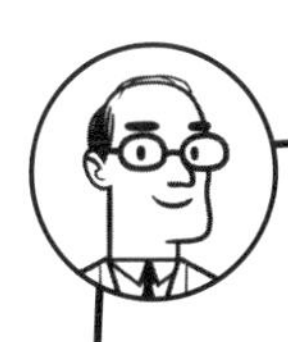

LA MUJER EMBARAZADA ES UN TEMPLO

Durante mucho tiempo se pensó que el niño a punto de nacer era la simbiosis del padre y de la madre, una ecuación matemática igualitaria y sin incógnita. Con el desarrollo de la genética, esta noción se fue ajustando hasta considerarse que el bebé era la unión de dos patrimonios genéticos; cada progenitor proporcionaría sus cromosomas a partes iguales.

Está comprobado que el hecho de que la madre fume, beba alcohol o se alimente de manera deficiente durante el embarazo también puede tener un impacto sobre el bebé. Se trata de la epigenética: todos los factores del medio se añaden a la genética. Estos factores estimulan o reprimen la expresión de algunos genes. Van, pues, a modular el patrimonio genético transmitido por los padres.

Ahora se ha descubierto que las diferentes microbiotas maternas (intestinal, vaginal y la existente en la leche producida por las glándulas mamarias) juegan un papel determinante adicional. No sobre la altura del niño, el color de sus ojos o la forma de sus orejas, determinados por los genes, sino sobre su funcionamiento metabólico e incluso psíquico futuro.

Así, una madre cuya flora esté gravemente desequilibrada puede transmitir este mismo desequilibrio a su bebé, con consecuencias potenciales en el niño como deficiencias inmunitarias, diabetes, obesidad o incluso autismo.
De manera que a los factores genéticos y medioambientales (epigenéticos) se están añadiendo desde ahora los factores microbiológicos. ¡Un bebé ya no es, por tanto, el resultado de la sencilla suma de los genes paternos y maternos!
Esta consecuencia no afecta únicamente al plano filosófico, sino que supone un aumento de la responsabilidad para la mujer y, al mismo tiempo, la esperanza de un mejor control de lo desconocido. Cuando se supo que el tabaco o el alcohol eran nocivos para la salud del feto, las madres fueron conscientes de que tenían que cambiar de comportamiento.
Por tanto, todo lo que ocurre durante el embarazo capaz de alterar la microbiota materna debe vigilarse (en especial, la toma de antibióticos). Ahora lo sabemos y podemos actuar en consecuencia, principalmente con un complemento a base de probióticos.

microorganismos externos que provienen de la piel, se empobrece. Los lactobacilos, por ejemplo, han desaparecido, por no poderse implantar.

La flora de la vagina se parece en todos los aspectos a la flora de la vulva. Encontramos en ella gérmenes procedentes de la piel y del recto, muy cercano.

No hay presencia de **levaduras** en esta etapa de la vida. Ya conoces a estos hongos microscópicos, responsables de las micosis. Al contrario de lo que dice la leyenda popular, una niña pequeña nunca sufre de micosis vaginal. ¡Sin estrógenos, no hay micosis!

¿De dónde vienen, pues, esas infecciones tan frecuentes en la niña pequeña?

Algunas bacterias pueden penetrar en la vagina a través de objetos (el capuchón del boli, juguetes pequeños...) y contaminar la zona. Durante un resfriado o algún problema de otorrinolaringología, los gérmenes pueden pasar a las manos y de estas a la vulva cuando la niña va al baño. Posteriormente suben por la vagina y provocan infecciones que, en realidad, son **vaginitis**. Por eso un tratamiento antimicótico sería no solo inadecuado, sino también demasiado agresivo. Por desgracia hay médicos que siguen prescribiendo este tipo de tratamientos.

Otras causas de infecciones pueden ser irritaciones en la zona de la vulva, por ejemplo por no secarse la zona correctamente o por pequeñas pérdidas de orina debido a que se ha aguantado las ganas de ir al baño. Estas irritaciones suelen provocar una dermatosis irritante (especie de eccema) que puede infectarse a causa de hongos, **estafilococos** o **estreptococos** que haya cerca.

Dejémoslo totalmente claro: de lo que se trata es de infecciones de la piel y no de micosis vaginal, en cuyo caso es evidente que los tratamientos con pastillas u óvulos vaginales no sirven para nada. Mejor valdría prescribir un producto suave para la higiene* y una crema calmante.** El uso de fármacos antibacterianos debe ser algo excepcional.

Durante la adolescencia

A lo largo de la adolescencia la vulva se transforma y la cavidad vaginal se ensancha (ver el capítulo dos, «Cómo nos convertimos en mujeres»). La inundación hormonal hace que la flora de la adolescente evolucione hacia la de una mujer adulta.

---

* Saforelle®, Saugella®...

** Saforell® Crema, por ejemplo.

Los estrógenos espesan la mucosa que recubre la vagina y permiten su hidratación y, sobre todo, la fabricación de un azúcar en las células vaginales: el glucógeno. Este nuevo medio, que se ha vuelto muy favorable, atrae a las masas de microorganismos, en concreto a los lactobacilos, que están situados muy cerca de allí, a la altura del recto, su reserva natural. Gracias a estas reservas de glucógeno, particularmente energéticas, cientos de miles de millones de microorganismos empiezan a dividirse. Hay entre cien y mil millones de ellos por mililitro de secreciones vaginales, el 90 % lactobacilos, cepas específicas adaptadas al medioambiente de la vagina, que es un medio muy ácido, como veremos, de estilo volcánico. ¡Cómo hará el pene para salir indemne de esas condiciones fisicoquímicas tan particulares!

Las glándulas sexuales femeninas situadas a la altura del cuello del útero y de la vulva se encargan de producir unas sustancias cuya misión es lubricar la vagina y la vulva para aumentar la comodidad durante las relaciones sexuales. Las secreciones se vuelven claramente más abundantes, con dos funciones: mantener la vagina elástica y funcional durante las posibles relaciones sexuales y la limpieza de la zona. Las secreciones permanentes a la altura del cuello del útero crean un flujo inagotable del interior al exterior, que ayuda a la eliminación de los restos celulares y microbianos. Es el principio del «autolavado» en todo su esplendor. Esto explica, entre otras cosas, por qué no hay que utilizar nunca productos de higiene demasiado agresivos en esta zona ni duchas vaginales, que lo único que hacen es suprimir estas secreciones tan saludables y eliminar en el acto los lactobacilos, beneficiosos para la salud. Todos los antisépticos químicos sin excepción matan a los microorganismos. Por eso debemos rechazar esos productos, salvo en caso excepcional y no durante demasiado tiempo. Existen productos higiénicos más adaptados (ver los capítulos cuatro y cinco, «Los venenos de la flora» y «La higiene íntima o las virtudes de la sencillez»).

En la edad adulta

Como acabamos de ver, del 85 al 90 % de la flora residente en la vagina está compuesta de lactobacilos. El resto se constituye en su mayoría de bacterias que se desarrollan al abrigo del aire (llamadas anaerobias), entre otras la **Gardnerella vaginalis**, la **Atopobium vaginae** o la **Prevotella**. Pero también hay presentes bacterias aerobias (que se desarrollan en presencia de oxígeno), como los estafilococos, o enterobacterias, hongos microscópicos de tipo cándida (ya sabes, esos bichitos tan «adorables», los causantes de la micosis vaginal...). Que no cunda el pánico, esta flora de nombres amenazadores es natural y no patológica, o al menos no cuando se da un equilibrio de las fuerzas presentes.

Como ya comentamos, el origen geográfico tiene su importancia en la composición de la microbiota. Así, un estudio estadounidense ha comparado la microbiota vaginal de mujeres afroamericanas con la de mujeres norteamericanas originarias de Europa. Estas microbiotas se han revelado muy distintas. Las primeras tienen una mayor diversidad microbiana, dominada por los ***Lactobacillus iners*** (un lactobacilo «falso amigo», es decir, capaz de proteger la vagina pero también de propiciar el desequilibrio de la microbiota), mientras que los ***Lactobacillus crispatus*** (marcadores de la buena salud vaginal) dominan en las segundas. La pista genética es la que más probabilidades tiene de explicar estas variantes, pero también la situación socioeconómica de las mujeres y sus parejas. La consecuencia de todo esto es que las mujeres afroamericanas están más expuestas a las infecciones y las **vaginosis bacterianas** (infección vaginal más frecuente) y que esta vulnerabilidad la transmiten a sus hijas.

Sin embargo, la flora de la mujer adulta dista mucho de permanecer siempre igual, pues cambia ante numerosas circunstancias: durante la regla, en el posparto, en la menopausia, con la toma de medicamentos e incluso en función de la pareja (ver el capítulo cuatro, «Los venenos de la flora»).

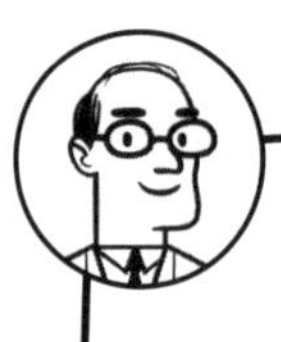

CINCO FAMILIAS DE BACTERIAS PARA LA FLORA VAGINAL

Una mujer puede albergar varios tipos de lactobacilos durante el ciclo o en el transcurso de su existencia y pasar de unos a otros en función del ciclo hormonal, la alimentación, la actividad sexual, el número de parejas, el método anticonceptivo, la higiene íntima... La microbiota de la mujer fluctúa, pues, de manera importante, en particular antes o durante la regla, cuando los lactobacilos disminuyen y los estafilococos aumentan, porque el medio sanguíneo les es muy propicio. Durante el embarazo, la ausencia de la regla conlleva una cierta estabilidad.
Existen distintos tipos de flora vaginal,[11] caracterizados por las diferentes poblaciones de microorganismos que albergan.

- La clase 1 está dominada por los ***Lactobacillus crispatus***. Se trata de una flora normal, presente en el 48 % de las mujeres.
- La clase 2 está dominada por los ***Lactobacillus gasseri.*** También es una flora normal, presente en el 23 % de las mujeres.
- La clase 3 está dominada por los ***Lactobacillus iners.*** En este caso hablamos de una flora ligeramente desequilibrada. Se observa tanto en mujeres con buena salud como en aquellas que sufren infecciones vaginales y está presente en el 20 % de las mujeres.
- La clase 4 está dominada por las ***Gardnerella vaginalis***, unas bacterias características de una flora totalmente desequilibrada,

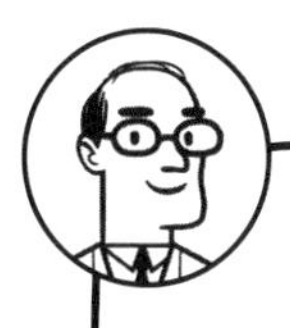

con vaginosis (la infección vaginal más frecuente, que representa más del 30 % de las infecciones).

- La clase 5 está dominada por los **Lactobacillus jensenii.** Es una flora normal, presente en el 25 % de las mujeres.

Hay, pues, tres clases normales (1, 2 y 5). Con estos tipos de microbiota, la mujer tendrá pocas posibilidades de desarrollar una infección.

Desgraciadamente, hoy en día no todos los laboratorios están ya equipados para determinar la flora vaginal. Imposible, pues, saber si nos enfrentamos al beneficioso ***Lactobacillus crispatus*** o a otro individuo de una familia diferente.

Sin embargo, podemos evaluar el estado de la flora de una manera muy sencilla gracias al **criterio de Nugent**, al alcance de cualquier laboratorio. Con ayuda de un pequeño hisopo que se introduce en la vagina, se recoge una muestra de secreciones vaginales, que se extiende sobre un portaobjetos y se observa al microscopio tras aplicarle una tinción particular (tinción de Gram). El resultado se puntúa de 0 a 10 de la forma siguiente:

- De 0 a 3: flora normal.
- De 4 a 6: flora que comienza a estar desequilibrada y necesita probióticos.
- De 7 a 10: flora altamente desequilibrada, con vaginosis bacteriana, lo cual hace imprescindibles los probióticos e incluso un tratamiento antiinfeccioso.

En función del resultado, habrá o no que reequilibrar la flora con ayuda de probióticos vaginales (ver el capítulo ocho, «Probióticos: instrucciones de uso»).

Cuidado: el criterio de Nugent solo toma en cuenta la cantidad de lactobacilos presentes, no su tipo.

La microbiota vulvar, un cruce de caminos muy frecuentado

La microbiota vulvar es un gran cruce de caminos en el que todo el mundo se encuentra, desde aquellos pasajeros que llegan del tubo digestivo y suben tranquilamente del recto a la vagina hasta esos otros que están de paseo y viven en la piel. Cuanto más nos acercamos a la entrada de la vagina, más se parece la flora vulvar a la flora vaginal. Los intercambios entre ambas zonas son permanentes y el paso, incesante. Aún es más activo cuando la mujer sufre de carencia de lactobacilos. Estos últimos, que llegan del recto, se desplazan en procesión continua a lo largo de la piel, pasando por el **perineo** hasta la vulva, y colonizan la vagina.

Un estudio[12] ha demostrado la facilidad con la que viajan los microorganismos: si se depositan unos lactobacilos en una compresa, al cabo de unos minutos ya se encuentran en la vagina.

El protocolo del estudio era el siguiente: al principio se verificaba la composición de la microbiota de las mujeres para asegurarse de que no albergaran una cepa específica de lactobacilo (*Lactobacillus plantarum LB931*). Luego, se les ponía la vulva en contacto con una compresa con esta cepa particular de lactobacilos. Tras unas horas de contacto, se efectuaba un nuevo análisis de la microbiota vaginal. Efectivamente, se comprobó que la cepa de lactobacilos de la compresa estaba ahora presente en la vagina.

¿Los lactobacilos beneficiosos son los únicos que se pasean de un sitio a otro en condiciones normales? No: si, cuando vamos al baño, nos limpiamos de atrás hacia delante, los lactobacilos «amigos» corren el riesgo de venir acompañados de otras bacterias mucho menos bondadosas e incluso agresivas. Por eso es por lo que siempre hay que limpiarse desde la vulva hacia el recto, para prevenir infecciones.

La diferencia entre la microbiota vulvar y vaginal se debe también al grado de «exposición». El ecosistema situado en los labios menores y mayores es más vulnerable, ya que se trata de una zona expuesta a los traumatismos (el de la ropa, el de una higiene a menudo inadecuada, el de los frotamientos mecánicos...). Como veremos más adelante, esto tiene todo tipo de consecuencias.

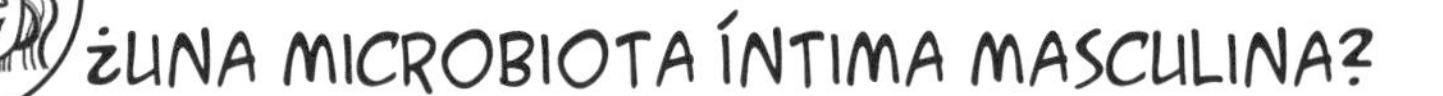

¿UNA MICROBIOTA ÍNTIMA MASCULINA?

Los hombres también poseen una microbiota en el pene, pero mucho más pobre que la de las mujeres. Reúne una flora más tranquila y más clásica, la que coloniza la piel: estafilococos, estreptococos... Además, los hombres no circuncidados albergan más bacterias anaerobias que los circuncidados. En efecto, estas bacterias que se desarrollan al abrigo del aire se encuentran totalmente en su elemento en los pliegues del prepucio.

¿CÓMO NOS BENEFICIAN LOS LACTOBACILOS?

Ha llegado el momento de saber en qué benefician específicamente los lactobacilos a la vulva y a la vagina y qué funciones precisas tienen:

- **Ante todo, los lactobacilos acidifican el medio.** Transforman el glucógeno allí presente en ácido láctico, y esto mantiene el pH vaginal entre 3,5 y 4,5. De este modo, crean un medio poco hospitalario para el resto de los gérmenes, que se ven incapacitados para desarrollarse. Aparte de los lactobacilos y la cándida, ningún otro microorganismo se encuentra cómodo en un pH parecido. Por el contrario, cuando los lactobacilos se dispersan, cumplen peor con su misión, el pH tiende a aumentar y el resto de las bacterias se aprovechan, con el correspondiente riesgo de infecciones, como la vaginosis bacteriana.

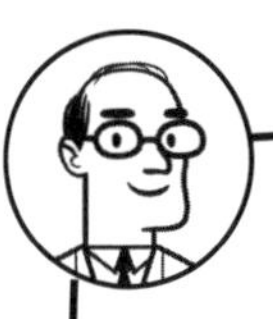

UNA ACIDEZ SALUDABLE

El pH es el reflejo del estado de la vagina. Podemos medirlo muy fácilmente en la consulta del ginecólogo o en casa, con ayuda de los test que venden en la farmacia. Basta con introducir un hisopo (parecido a un bastoncillo de los oídos) tres centímetros en el interior de la vagina. A continuación, el bastoncillo cargado de secreciones vaginales se pone en contacto con un líquido revelador de pH, que cambiará de color en función de este. La lectura del resultado es inmediata, gracias a una tabla colorimétrica, que también incluyen los test de farmacia. Cuidado: la presencia de sangre en la vagina altera la interpretación, porque el pH de la sangre es muy elevado.

- El pH es ácido (entre 3,5 y 4,5): hay lactobacilos suficientes para cumplir con su misión.
- El pH es superior a 4,5: hay un desequilibrio de la flora, aun sin síntomas aparentes. En este caso, los probióticos son indispensables, porque en caso de no utilizarlos, en unas semanas o meses se sufrirá una infección.
- El pH es superior a 4,5 y se acompaña de síntomas (quemazón, irritación, pérdidas...). Resulta necesario que el médico tome una muestra, o bien el laboratorio, para conocer el origen del problema (ver el capítulo seis, «Cuando la flora se marchita... los microbios lo celebran»). El médico nos recetará probióticos, un tratamiento antiinfeccioso o ambas cosas.

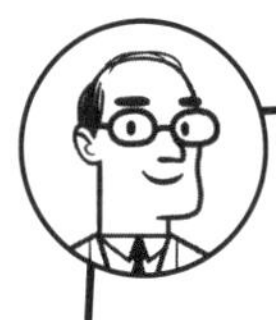

Dos casos particulares:

1. En la mujer menopáusica, el pH es por naturaleza superior a 4,5 sin que se trate necesariamente de una infección. La detección de una infección se hará, pues, basándose en otros síntomas clínicos o mediante un análisis de laboratorio.
2. En la mujer embarazada, conocer el pH es todavía más indispensable. El 50 % de las vaginosis son asintomáticas, y sabemos que cuanto antes se diagnostiquen, antes hará efecto el tratamiento y evitará una posible prematuridad del niño.

La medida del pH es para los ginecólogos una herramienta formidable. Algunos la utilizan y proceden a esta medición en cada consulta. Pero son demasiados los que aún se siguen privando de este método preventivo que sin embargo es tan sencillo.

- **Algunas variedades de lactobacilos producen agua oxigenada** (peróxido de hidrógeno, en términos científicos). Este líquido por sí mismo no es peligroso, pero asociado a algunas sustancias presentes en el moco vaginal se vuelve verdaderamente tóxico para los microorganismos molestos como los gonococos (responsables de la famosa blenorragia o gonorrea), el VIH (responsable del sida) o el virus del papiloma humano (que se encuentra en el origen del cáncer de cuello del útero). Sería, pues, un arma química antiinfecciosa natural.
- **Los lactobacilos forman biopelículas** que son verdaderos escudos protectores de la mucosa vaginal, a la que recubren y protegen del ataque de los gérmenes agresivos. Exactamente como lo hace la saliva de la boca. Al

contacto con alimentos potencialmente tóxicos y microorganismos externos, la saliva forma una muralla que protege a la mucosa bucal del intruso. Las *Gardnerella*, los estreptococos o los estafilococos que viven en la vagina o que se desplazan hasta ella durante las relaciones sexuales solo tienen una misión: poder proliferar, y de ese modo generar infecciones. Pero para ello necesitan imprescindiblemente fijarse a la pared de la vagina o, en el caso de, por ejemplo, la *Candida albicans*, penetrar en ella. De ahí la importancia inmensa de las biopelículas protectoras, que impiden esta fijación.

- **Cuando, a pesar de todo, los invasores consiguen fijarse a la pared vaginal** produciendo su propia biopelícula patógena, ciertas variedades de lactobacilos acuden a la zona, se incrustan entre las filas enemigas y destruyen la biopelícula nociva. Esta táctica limita seriamente el riesgo de infección, a condición de que la flora de lactobacilos vaginales sea lo suficientemente abundante y diversificada.
- **Otros lactobacilos** (*L. crispatus, L. gasseri, L. plantarum,* por ejemplo) se encargan de hacer limpieza y son especialistas en la protección química. Producen antibióticos naturales que destruyen a los adversarios o impiden que se multipliquen.
- **El *crispatus* y el *gasseri* poseen incluso una acción antiviral** y neutralizan el virus del papiloma humano e incluso el VIH. No es necesario que insistamos en el potencial tóxico de estos dos virus. Con una vagina equilibrada, el riesgo de contagio es mucho menor. Pero si, por desgracia, se ha producido el contagio, el riesgo de que evolucione hacia el sida o el cáncer de cuello del útero será menor gracias a la protección de los lactobacilos presentes. Volveremos

a ello más en profundidad en el capitulo dedicado a las infecciones de transmisión sexual (capítulo seis, «Cuando la flora se marchita... los microbios lo celebran») y en el dedicado a la elección del probiótico adecuado (capítulo ocho, «Probióticos: instrucciones de uso»).

- **Estos mismos alumnos modelo** (*L. crispatus* y *L. gasseri,* junto a otras cepas como el *L. rhamnosus*) **son capaces incluso de mejorar las defensas inmunitarias** de la vagina. Se ignora todavía cómo y aún queda mucho por investigar, pero si nos fijamos en lo que ocurre en el intestino, donde se aloja el 85 % de las defensas inmunitarias del organismo, vemos que en el interior de la mucosa intestinal se encuentran unos pequeños islotes de células similares a los ganglios linfáticos. La microbiota local produce mensajes de alerta en caso de invasión o de sustancias tóxicas, que avisan a los jefes de sección, y estos se ponen en funcionamiento. Aunque en la pared vaginal no se encuentra este tipo de puestos avanzados, sí existe una inmunidad local gracias a unas sustancias llamadas citocinas. Las producen ciertas células presentes tanto en el cuello del útero como en la pared vaginal (linfocitos, macrófagos, células dendríticas). Estas citocinas realizan múltiples acciones, a veces contradictorias: protegen de las bacterias o virus invasores, pero también activan los procesos inflamatorios.

¿Y cuál es el papel de los lactobacilos en todo esto? Los lactobacilos favorecen la actividad de algunas citocinas antimicrobianas y disminuyen la acción de las proinflamatorias,[13] que generan problemas.

Todos estos mecanismos aún en estudio muestran la extraordinaria complejidad de las defensas de la vagina, pero subrayan el papel preponderante de los lactobacilos debido a sus múltiples propiedades.

Y MAÑANA, LOS VIRUS...

Una parte de la microbiota humana, probablemente la más abundante, está representada por el viroma. Se trata de miles de millones de virus que albergamos esencialmente en el intestino y que juegan un papel importante en la regulación de las bacterias de la microbiota. Algunos de estos virus son bacteriófagos y destruyen a las bacterias o afectan a su metabolismo. Los bacteriófagos aparecen muy pronto en la vida, pues está demostrado que algunos de ellos se transmiten de la madre al niño durante la lactancia. Estos virus pueden ser beneficiosos, al limitar la agresividad de algunas bacterias, o dañinos, cuando destruyen las bacterias «amigas».

Sea como sea, son una prometedora vía de investigación para la terapéutica, en particular para tratar las infecciones resistentes a los antibióticos. Cada vez hay más publicaciones sobre éxitos obtenidos con los bacteriófagos frente a infecciones incurables.

Capítulo 4

LOS VENENOS DE LA FLORA

1

¿ARDE PARÍS?

—¿Qué tal, Sophie?

—¡No puedo más! El médico ha vuelto a mandarme antibióticos...

—¿Y?

—Pues que ya sé lo que va a pasar: antibióticos para hoy, micosis para mañana. ¡Es un círculo vicioso! ¡Vuelta a los óvulos y a la abstinencia! ¡La vagina me arde, pero los óvulos que se supone que me van a curar de la micosis me irritan también!

—Ay, pobre...

—Así que, al final, siempre termino dejando de ponerme los óvulos. Y entonces la comezón vuelve todavía más fuerte. ¡Para labios ardientes los míos, y no los de la enfermera de MASH![*]

—¿Te acuerdas que yo estaba igual que tú hace unos años? Ahora, cada vez que tengo que tomar antibióticos, me trato la vagina con probióticos.

—¿Cómo?

—Sí, es muy práctico: dos óvulos a la semana y adiós micosis y demás picores.

—¡Genial! ¡Jean seguro que se alegra!

* Comedia televisiva estadounidense de los años 70 ambientada en la Guerra de Vietnam. «Labios ardientes» era el mote de uno de los principales personajes femeninos.

2

MANTENER UN CIERTO EQUILIBRIO: UNA EMPRESA DELICADA

Por definición, mantener un equilibrio, sea cual sea, requiere como mínimo conocimiento y mucha perseverancia. A menudo, lo más complicado es comprender que el equilibrio es un estado amenazado –no lo sabemos hasta que lo perdemos– y qué es, precisamente, lo que amenaza a ese estado.

En materia de flora vaginal, un desequilibrio es crucial, con repercusiones en el plano íntimo, psicológico, sexual y ginecológico.

ANTICIPAR LAS AMENAZAS PARA ACTUAR RÁPIDAMENTE EN CONSECUENCIA

La vagina sufre ataques con regularidad. Es un órgano interno destinado a la sexualidad y a la procreación, que recibe a un órgano externo, macho por lo general. Aunque las relaciones sexuales son fuente de equilibrio, de apego e incluso de concepción, a veces también constituyen una amenaza:

- El pene puede, en efecto, transportar con él numerosos microorganismos, normalmente inofensivos, pero a veces perjudiciales.
- El miembro masculino también pude general fricciones que sean causa de irritación y desequilibrio en la flora.
- El esperma en sí puede modificar la acidez vaginal, porque es muy alcalino, y desequilibrar una flora frágil.
- Tener múltiples parejas o mantener relaciones sexuales entre mujeres también influye en la microbiota vaginal, como veremos más adelante.

Además, la microbiota local conoce muchas otras fuentes potenciales de problemas:

- La regla o la menopausia.
- El tratamiento con antibióticos o antiinfecciosos.
- Determinados factores fisiológicos.
- Hábitos de vida nocivos, en particular el tabaco.
- Ciertos factores ineludibles cuando se está enfermo.

¿Tenemos que aceptar el desequilibrio de la microbiota como una fatalidad? ¡No! Podemos anticiparnos a estas amenazas y actuar en consecuencia lo más rápido que podamos. Así, limitaremos las repercusiones en la flora íntima –puede incluso que las evitemos– y, por tanto, las molestias y síntomas que ocasionan.

3

CAUSAS FISIOLÓGICAS

Algunos factores fisiológicos ligados a los principales periodos de la vida de una mujer conllevan un desequilibrio de la flora vaginal. La fluctuación de la tasa de estrógenos produce una disminución de los lactobacilos, encargados de mantener el pH vaginal óptimo; cuando eso ocurre, las defensas se debilitan.

DURANTE LA REGLA

Como la sangre es un líquido alcalino, el pH de la vagina aumenta de manera transitoria durante la menstruación. Por eso algunas molestias son más frecuentes en este periodo. Los lactobacilos disminuyen y los *Staphylococcus aureus* (también conocidos como estafilococos dorados) aumentan. No hay que fiarse de su bonito nombre; estos pequeños vampiros adoran la sangre y pueden provocar graves infecciones. Eso explica, entre otras cosas, el **síndrome del *shock* tóxico**, que ocurre cuando los tampones se mantienen demasiado tiempo en la vagina. Dicho síndrome, causado por los estafilococos dorados, es potencialmente mortal. Por fortuna, se trata de algo rarísimo: por ejemplo, en Francia afecta a menos de una veintena de mujeres al año, lo cual no deja de ser demasiado, pero no tanto si pensamos en la cifra millonaria de mujeres que utilizan a diario estos dispositivos absorbentes internos de manera regular (ver el capítulo cinco, «La higiene íntima o las virtudes de la sencillez»).

A partir del final de la regla, la microbiota vuelve a la normalidad. ¿Cuál es el truco? La síntesis de estrógenos de los ovarios aumenta y las células de la mucosa vaginal vuelven a secretar glucógeno. Con este néctar nutritivo, los lactobacilos recuperan fuerzas. Vuelven, pues, a acidificar el medio, y lo hacen más hostil al resto de los microorganismos.

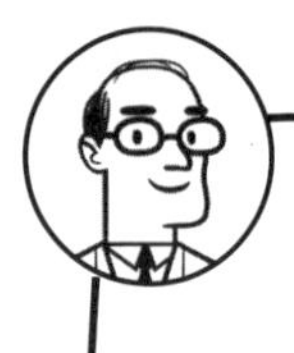

ÁCIDO, BÁSICO, ALCALINO, ¿CÓMO DICE?

En una mujer sana, ya lo hemos visto, el pH de la vagina se sitúa entre el 3,5 y el 4,5. Por debajo de este nivel, los ginecólogos consideran que el medio es ácido; por encima, que es alcalino. La acidez vaginal es necesaria, porque la mayoría de las bacterias no puede desarrollarse cuando el pH es inferior a 4,5. Esta acidez es un modo de defensa muy útil ante una infección. También lo hemos dicho ya: en la mujer menopáusica, el pH asciende por encima de 5 sin que eso sea anormal.

Cuidado: no confundas el pH normal de los ginecólogos... ¡con el de los químicos! Para estos últimos, el pH oscila entre 0 y 14,7 (7 es el valor neutro, 0 el más ácido y 14 el valor más básico, o alcalino).

DURANTE EL EMBARAZO

De todas las hormonas que se despliegan durante el embarazo (hormona GCH, estrógenos, progesterona, oxitocina...), la inundación de estrógenos conlleva un aumento del número de lactobacilos, pero sobre todo una gran estabilidad de la flora, contrariamente a la mujer no embarazada, en la que la flora se modifica en función del ciclo menstrual. Esta estabilidad es un factor de protección frente a las infecciones. ¡El lado positivo de las hormonas!

El lado menos positivo es que cuantos más estrógenos hay, más glucógeno sintetizan las células vaginales, y este es un carburante superenergético. A los lactobacilos les encanta, cierto, pero a la *Candida albicans* también. Estos hongos microscópicos se alojan en la vagina en circunstancias normales, sin que su presencia sea preocupante. Pero con ese excedente de comida, se desarrollan sin parar. Esa es la razón por la que las mujeres embarazadas padecen más de micosis. Las diabéticas sufren el mismo problema: ¡tienen una vagina más «azucarada» que las demás! Los hongos proliferan en ellas. Veremos en los capítulos siguientes qué estrategia adoptar en estos casos.

DURANTE EL POSPARTO

Después del parto, las hormonas se desploman. De hecho, por eso a veces se sufre de depresión posparto o de una bajada del deseo: a causa de esa disminución básica de hormonas femeninas. Los estrógenos y la progesterona, que durante el embarazo llegaban a su punto álgido, se reducen drásticamente. Las células vaginales reciben menos estrógeno y fabrican menos glucógeno, y la pared vaginal se vuelve más vulnerable, con sequedad y riesgo de vaginitis (inflamación acompañada de irritaciones y quemazón) o de vaginosis (infecciones con desarrollo de microorganismos patógenos).

Durante la lactancia, el nivel de estrógenos permanece bajo, con el consiguiente riesgo de desequilibrio de la flora vaginal. Sin embargo, los efectos beneficiosos de la lactancia en la vida de la mujer minimizan por lo general este impacto negativo. En ausencia de lactancia o después de esta, la microbiota se regenera en unas cuatro a seis semanas.

EN LA MENOPAUSIA

Los ovarios dejan de cumplir su función y la producción de hormonas cae drásticamente. Con la disminución radical de estrógenos de este periodo, los especialistas esperaban que los lactobacilos desaparecieran por completo, debido a la falta de alimento. Sin embargo, se ha visto que una de cada dos mujeres aún los conserva en la vagina, aunque en cantidades muy variables de una mujer a otra: de diez a cien veces menos que antes de la menopausia. De este modo se demuestra que existe un vínculo directo entre las molestias vaginales de la menopausia y la calidad de la microbiota vaginal. La menopausia se acompaña frecuentemente de sequedad vaginal (del 55 al 70 % de las mujeres),[14] dolores durante las relaciones (del 29 al 44 % de las mujeres) o una mucosa atrofiada (menos hinchada, menos hidratada, menos brillante al examen ginecológico, con un 37 % de irritaciones locales). Visto esto, podemos llegar a dos conclusiones:

- Conclusión n.º 1: cuanto más alto permanece el nivel de lactobacilos durante la menopausia, menor es el riesgo de molestias asociadas.

- Conclusión n.º 2: cuanto antes se empiece un tratamiento con **probióticos**, a título preventivo, mejor funcionará. O, como dice el proverbio, «más vale prevenir que curar». Lo ideal es recurrir a estas sustancias en la premenopausia, antes incluso de la aparición de cualquier síntoma. En el peor de los casos no servirá de nada (si formamos parte de la mitad de las afortunadas que de todas formas no habrían tenido problemas), y en el mejor limitará los problemas futuros y será un tratamiento más eficaz. El tratamiento hormonal de la menopausia es útil para las mujeres sin contraindicaciones, pero no suele ser muy efectivo para mantener el equilibrio vaginal. Aunque es perfecto para prevenir la osteoporosis o las enfermedades cardiovasculares, no suele resultar suficiente para el bienestar vaginal. Hay, pues, que completar este tratamiento (ver el capítulo ocho, «Probióticos: instrucciones de uso»).

4

LA TOMA DE ANTICONCEPTIVOS Y MEDICAMENTOS

Son cada vez más frecuentes los artículos que sacan a la luz los efectos secundarios de algunos medicamentos. Incluso los anticonceptivos hormonales, un gran avance médico en la vida de las mujeres, han sido señalados... Eso nos lleva a preguntarnos: más allá de las polémicas y de las actitudes dogmáticas, ¿qué fármacos ponen en riesgo la flora vaginal? ¿Qué método anticonceptivo utilizar si queremos una vagina equilibrada? ¿Los métodos «naturales» son inofensivos?

ANTICONCEPTIVOS Y FLORA VAGINAL

Más del 70 % de las mujeres en edad de procrear utilizan algún anticonceptivo. Y la elección de este puede tener un impacto directo sobre la flora vaginal.

Entre las jóvenes, el uso de la píldora está disminuyendo[15] a favor del dispositivo intrauterino, más fácilmente prescrito por los médicos a las mujeres que todavía no han tenido hijos. La razón no está en los efectos posiblemente nocivos de la píldora para la flora, sino en la delicada controversia sobre las píldoras de tercera y cuarta generación y los antiguos (y a menudo infundados) miedos sobre sus efectos cancerígenos, de pérdida de la libido, de aumento de peso y de muchos problemas más. Lo que más preocupa, por lo general, es la «polución hormonal», por un rechazo de lo no natural. Sin negar la existencia de efectos secundarios muy variables de una mujer a otra, hay que decir que la píldora no escapa al clima actual de sospecha que afecta a los medicamentos en conjunto.

Pero volvamos a la cuestión que nos preocupa aquí concretamente: el impacto de la píldora y de los otros métodos anticonceptivos sobre la flora vaginal.

La píldora

Durante mucho tiempo, se pensó que las micosis eran más frecuentes en las mujeres que tomaban la píldora. Sin embargo, se ha demostrado que no hay ninguna relación entre ambas cosas, al menos en lo que respecta a las píldoras clásicas. Ahora bien, a algunas mujeres, las micropíldoras, con dosis muy bajas de estrógenos, no les proporcionan la cantidad suficiente de hormonas que necesitan para la vagina. Probablemente estas píldoras son muy eficaces para prevenir los problemas metabólicos, pero no siempre se adaptan a la calidad de vida vaginal. En efecto, menos estrógenos significa menos glucógeno y, por tanto, menos lactobacilos, menos acidez vaginal y el consiguiente aumento del riesgo de vaginosis bacteriana, con quemazón, irritación y secreciones de olor desagradable (ver el capítulo seis, «Cuando la flora se marchita... los microorganismos lo celebran»).

¿Qué hacer en estos casos? Le corresponde al ginecólogo evaluar el interés o no de pasar de una micropíldora a una minipíldora, ligeramente más dosificada. Para algunas mujeres, los estrógenos pueden presentar riesgos; el médico debe, por tanto, estudiar la situación individualmente.

El dispositivo intrauterino

Durante mucho tiempo también, se sospechó que el dispositivo intrauterino hormonal (con progesterona) era un importante factor de desequilibrio de la flora.

En la actualidad, sin embargo, está libre de sospecha: no ha habido ningún estudio que pruebe su culpa. Con un dispositivo intrauterino inerte (de cobre, sin hormonas), el riesgo de infección es muy bajo y probablemente vaya ligado a la duración y la abundancia del sangrado menstrual, algo más importante que con los hormonales. Pero un estudio reciente[16] acaba de demostrar que ni el uno ni el otro producen modificaciones en la microbiota vaginal que favorezcan las infecciones vaginales.

El implante

Se trata de un bastoncillo de alrededor de cuatro centímetros de largo que contiene hormonas y se implanta bajo la piel. Libera gradualmente hormonas durante alrededor de tres años.

El riesgo de infecciones vaginales (micosis, vaginosis bacteriana...) es algo mayor que con la píldora.

El anillo vaginal

El anillo vaginal no tiene efectos negativos sobre la microbiota vaginal y por tanto no supone ningún riesgo adicional de infección.

Los espermicidas

Se utilizan solos en forma de óvulos, de crema o de esponjas vaginales, o en asociación con un diafragma o un capuchón cervical. No tienen efectos nocivos sobre la microbiota vaginal. Sin embargo, se ha creído durante mucho tiempo que podían protegernos de las ETS. Conviene ser muy prudentes en este tema, porque hay estudios que incluso han demostrado que el uso repetido de nonoxynol-9 favorece el contagio por VIH.

El preservativo masculino

Este dispositivo es la única protección eficaz (junto con el preservativo femenino) frente a las ETS si se utiliza para todos los tipos de relaciones sexuales.

Se podría esperar que perturbara la flora vaginal, al igual que otros muchos cuerpos extraños lo hacen. Pero... ¡no! Al contrario. Un estudio chino[17] ha demostrado que la utilización regular del preservativo masculino aumentaría el número de lactobacilos, en particular el de los *L. crispatus*, uno de los garantes del bienestar vaginal. ¿Cómo es posible? Sigue siendo un misterio.

No existe ningún estudio que haya permitido atribuirle al preservativo femenino el mismo efecto beneficioso, pero no parece que este dispositivo perturbe la flora vaginal.

LOS ANTIBIÓTICOS

El consumo de antibióticos en Francia disminuyó un 11,4 % entre 2000 y 2015, pero aumentó un 5,4 % desde 2010, lo que situó a este país entre los de peores hábitos de Europa (informe ANSM, de noviembre de 2016). Está claro que los médicos tienen su parte de responsabilidad en esta realidad, pero muchos pacientes siguen razonando «infección = microbios = antibióticos», y exigen que se les recete este tipo de tratamiento o se automedican si los tienen en casa.

En ginecología resulta a veces muy difícil que una paciente se convenza de que la presencia de tal o cual bacteria en su muestra vaginal analizada en el laboratorio no necesita antiinfecciosos. Es más, todas las familias de antibióticos, o casi, pueden limitar la proliferación de lactobacilos beneficiosos e incluso destruirlos. Las tetraciclinas y los derivados de la penicilina son los más agresivos. No contentos con dañar la flora protectora, algunos antibióticos, como las ciclinas, favorecen las micosis al propiciar la agresividad de la *Candida albicans.*

En cualquier caso, no se trata de rechazar un tratamiento antibiótico indispensable con el pretexto de preservar nuestro bienestar vaginal. La esperanza de vida ha aumentado quince años gracias a los antibióticos. Tampoco se trata de acortar el tratamiento con estos fármacos en cuanto nos sentimos mejor (en general al cabo de dos días) para limitar sus efectos sobre la flora. Esto nos expondría a la resistencia bacteriana, muy conocida ahora (ver el recuadro de la página 209).

Entonces, ¿qué hacer?

Respetar escrupulosamente la prescripción del médico cuando este ha juzgado pertinente administrar este tipo de tratamiento pero anticiparnos a los efectos secundarios. Las mujeres frágiles, aquellas más propensas a padecer micosis o vaginosis o aquellas que reciban un tratamiento antibiótico de más de una semana de duración deberían pedirle sistemáticamente a su médico o farmacéutico un suplemento de probióticos. Habrá quien objete, quizás, que si los antibióticos destruyen los lactobacilos, que son bacterias, también lo harán con los probióticos, que también lo son. Y tendrán razón, pero con un matiz: cuantos más lactobacilos proporcionen los probióticos de refuerzo, menos lactobacilos de la flora local sucumbirán a los antibióticos y antes se reequilibrará esta de nuevo.

También aconsejamos tomar probióticos intestinales por vía oral al mismo tiempo que los antibióticos. Ayudan a reencontrar el equilibrio de la flora intestinal con menos molestias digestivas (ardores, hinchazón, estreñimiento, etc.).

Una vez que el tratamiento antibiótico haya terminado, hay que proseguir con los probióticos vaginales una semana más. Recuerda que antaño nuestras abuelas tomaban ultralevadura para limitar los efectos secundarios intestinales de los antibióticos. No era ninguna tontería, pero no resultaba muy eficaz para la vagina.

La cuestión de los antibióticos se plantea con mayor intensidad durante el embarazo. Estos fármacos no solo actuarán sobre la microbiota vaginal, sino que lo harán igualmente sobre la microbiota intestinal, con una flora diezmada y de menor calidad. El problema es que la calidad de la leche materna en caso de lactancia depende esencialmente de la riqueza de bifidobacterias del intestino. En efecto, al final del embarazo, el intestino se vuelve más permeable, lo que permite que ciertas bacterias, como las bifidobacterias, migren hasta las glándulas mamarias. Gracias a esta microbiota, la leche materna contribuye al establecimiento de las defensas inmunitarias del niño. La toma de antibióticos altera la calidad de la microbiota mamaria y, por tanto, disminuye el efecto beneficioso de la lactancia. Es probable también que la capacidad de transmisión de la microbiota que se produce durante el parto natural vaginal disminuya si este ocurre tras un tratamiento antibiótico, que probablemente habrá reducido el número de lactobacilos. Ante estas circunstancias también es mejor acompañar el antibiótico de probióticos intestinales y vaginales.

LA CORTISONA O LOS MEDICAMENTOS INMUNOSUPRESORES

En las mujeres que padecen poliartritis reumatoide, por ejemplo, o cáncer, estos tratamientos, administrados por vía oral o por inyección, debilitan al cabo del tiempo las defensas inmunitarias y las exponen al riesgo de infecciones recurrentes. La principal complicación ginecológica es la micosis, con un desequilibrio de la microbiota.

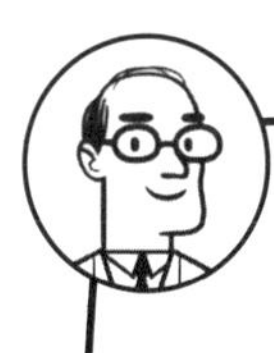

¿POR QUÉ UNA MICOSIS ES MÁS DOLOROSA POR LA NOCHE?

Fuera de los periodos de estrés, nuestro organismo secreta cortisol de manera regular siguiendo un ciclo preciso, con una secreción importante por la mañana para activar la energía del día y bajando el nivel al cabo de la jornada. Por la noche, no se secreta cortisol. Como este posee una acción antiinflamatoria, los dolores inflamatorios que produce la infección aumentan durante el sueño nocturno. Esta observación es igualmente válida para todas aquellas mujeres afectadas por enfermedades inflamatorias crónicas, como el reumatismo.

5

LA HIGIENE DE VIDA

El tabaco, el cannabis y el estrés pero también una limpieza corporal excesiva o agresiva tienen un impacto real sobre la flora vaginal. ¿Cuáles son los riesgos y, sobre todo, las soluciones?

EL TABACO, UN FACTOR DE DESEQUILIBRIO DEMASIADO DESCONOCIDO

Las fumadoras ya conocen la larga lista de inconvenientes ligados al tabaco: cáncer de pulmón, cáncer de vejiga, problemas cardiacos, flebitis, infertilidad, mayor riesgo de aborto o aceleración del envejecimiento de la piel, por solo citar algunos, con, por supuesto, un aumento del riesgo en caso de asociación con la píldora anticonceptiva. Sin embargo, la mayoría de las mujeres ignora que el tabaco también tiene un impacto sobre su flora vaginal (y su salud ginecológica). Por asombroso que parezca, los ginecólogos, a veces, lo ignoran también. Y eso que el riesgo de desarrollar vaginosis bacteriana se multiplica por dos en la mujer fumadora y prácticamente por tres en el caso de las más jóvenes.[18]

Los derivados de la nicotina se encuentran incluso en la vagina de las fumadoras. Estas sustancias son un verdadero veneno para las células, pues las «asfixian», y como consecuencia disminuye la calidad del metabolismo celular. Como la flora de los lactobacilos necesita células vaginales en buen estado para sobrevivir, se ve afectada. Menos células vaginales o menos células vaginales eficaces significa una menor producción de glucógeno, ese azúcar tan indispensable para los lactobacilos protectores.

También en la vagina encontramos aminas derivadas del tabaco. Puede que ya las conozcas, esos componentes orgánicos presentes en la lista de los numerosos ingredientes del cigarrillo. Estas sustancias disminuyen las defensas inmunitarias y estimulan la agresividad bacteriana.[19]

Y por último, aunque no menos importante, las fumadoras tienen un índice más bajo de estrógenos en sangre. Su concentración también disminuye en la vagina. Menos estrógenos significa menos células vaginales, y por tanto menos glucógeno y menos lactobacilos protectores... Y ya sabemos cómo funciona.

A partir de treinta cigarrillos a la semana (es decir, apenas más de cuatro al día), el riesgo de desequilibrio de la flora se multiplica por tres.[20] Cuando dejamos de fumar, se necesitan alrededor de tres meses para volver a encontrar el equilibrio de la microbiota. En estos casos, el tratamiento con probióticos es muy útil para acelerar el proceso.

Todo esto se inserta en un contexto más general. Hace mucho tiempo que se ha establecido el impacto del tabaco en la fertilidad de las mujeres: las fumadoras tardan más tiempo en quedarse embarazadas, por falta de hormonas suficientes, y tienen la menopausia dos años de media antes que las no fumadoras.

EL CANNABIS

Utilizado antiguamente en la India como elixir sexual destinado a procurar orgasmos y popularizado desde hace unas décadas, el cannabis no está exento de efectos en la esfera genital. Aparte de los efectos psíquicos y respiratorios que conlleva, su consumo habitual disminuye la tasa de estrógenos en sangre[21] y en la vagina y aumenta el riesgo de desequilibrio de la flora y, por consiguiente, de infecciones vaginales.

EL ESTRÉS, UN TEMIBLE ENEMIGO

El estrés induce diversos tipos de respuestas fisiológicas muy eficaces en el momento, pero problemáticas a largo plazo si se sufre de forma crónica.

Las primeras respuestas al estrés agudo son la producción de adrenalina y cortisol (una hormona secretada por las glándulas suprarrenales, situadas encima de los riñones). La función de estas sustancias consiste en movilizar las defensas del organismo, que se adapta precisamente a la situación estresante con un aumento de la producción de azúcar para recargar las reservas musculares, la aceleración del ritmo cardiaco, etc. En caso de estrés crónico, la adrenalina y sobre todo el cortisol producidos en exceso y permanentemente terminan agotando las defensas naturales, debilitando el sistema inmunitario y reduciendo la acción de las células inmunitarias como, por ejemplo, los linfocitos. El individuo se vuelve entonces más vulnerable a las infecciones. Un estudio reciente[22] acaba también de confirmarlo en el caso de la microbiota intestinal: los soldados expuestos al estrés sufren alteraciones de la microbiota intestinal y una modificación de su composición.

¿Y qué sucede con la flora vaginal de las mujeres estresadas? ¿Unas líneas de defensa debilitadas ocasionan más infecciones genitales? La respuesta es sí. En estas mujeres, se observan, efectivamente, más micosis, herpes y vaginosis.

Todo apunta a que la microbiota vaginal también sufre modificaciones en periodos de estrés prolongado. Un apasionante estudio efectuado en Birmingham (Estados Unidos), ha confirmado esta hipótesis, puesto que, independientemente de cualquier otro factor de riesgo, las mujeres expuestas a un estrés psicosocial crónico presentaban un 30 % de riesgo adicional de desarrollar vaginosis bacteriana.[23]

Este mismo estudio revela una verdadera diferencia en la flora de las mujeres con un nivel de estrés normal y las más estresadas. Se analizaron tres mil seiscientas catorce mujeres de edades comprendidas entre los quince y los cuarenta y cuatro años durante doce meses. El estrés psicológico se evaluó basándose en una puntuación del 1 al 5. Existía una diferencia significativa entre los grupos de pacientes «con buena salud vaginal» y aquellas que sufrían vaginosis bacteriana. La diferencia era aún más significativa en las pacientes «sanas» que a continuación evolucionaban hacia una vaginosis.

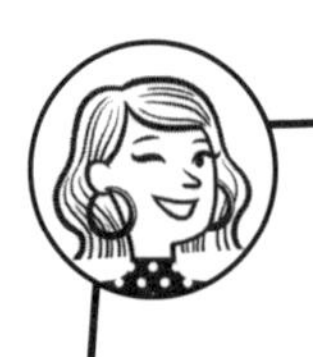

¿PARA CUÁNDO EL YOGA POR PRESCRIPCIÓN GINECOLÓGICA?

La mujer que encadena vaginosis tras vaginosis ve su calidad de vida fuertemente alterada, y esto impacta en la relación con su pareja, disminuyen el número de relaciones sexuales y origina conflictos o una pérdida de la confianza en sí misma. Quién sabe, tal vez un día el ginecólogo empiece a recetarnos sesiones de yoga, meditación, coherencia cardiaca, relajación o hipnosis terapéutica además de medicamentos.

Por tanto, tratar el estrés debería ser un complemento indispensable del uso de probióticos, ya que el estrés actúa sobre la flora y la flora actúa sobre el estrés. ¡Es un círculo vicioso!

LOS INCONVENIENTES DEL EXCESO DE HIGIENE

La higiene es tan importante para la vagina y la vulva que le hemos dedicado un capítulo completo (ver el capítulo cinco, «La higiene íntima o las virtudes de la sencillez»). Mientras tanto, he aquí un resumen de las actitudes que deben eliminarse si no queremos provocar un tsunami vaginal seguido de enrojecimiento, picores y otras pequeña molestias vaginales desagradables:

- Las duchas vaginales.
- El aseo demasiado frecuente.
- El uso de antisépticos químicos para el aseo.
- La limpieza solo con agua.
- La utilización de jabón, incluido el de Marsella.
- La utilización de desodorantes íntimos.
- Los protegeslips, las compresas y los tampones fuera de la regla.

6

LA VIDA SEXUAL

La(s) pareja(s), las prácticas y los accesorios sexuales, la frecuencia o la irregularidad de las relaciones e incluso la abstinencia pueden, a su vez, desequilibrar la flora vaginal. A continuación te ofrecemos la información adecuada para no ponerle trabas al placer.

UNA PAREJA *vs* VARIAS PAREJAS

Una pareja habitual, regular, no influye de manera particular en la flora vaginal, ¡lo cual no deja de ser reconfortante! Por el contrario, el cambio de pareja puede acarrear modificaciones de la flora, y cuantas más parejas tengamos a lo largo de la vida, mayor importancia adquieren estas modificaciones, que pueden provocar un desequilibrio de la microbiota.

Una investigación belga llevada a cabo con adolescentes[24] que empezaban su vida sexual reveló que las primeras relaciones coinciden con una elevación de la concentración vaginal y rectal de *Gardnerella vaginalis* y *Atopobium vaginae,* dos bacterias implicadas en la aparición de vaginosis bacteriana. ¿Se deberá a una contaminación por la microbiota del pene o simplemente a un comienzo del desequilibrio tras el contacto con la alcalinidad del esperma? No existe respuesta por el momento.

Otro factor que debe tenerse en cuenta es que con cada cambio de pareja, las relaciones sexuales se retoman con mayor intensidad, debido al impulso de la novedad, del deseo: es la luna de miel de los enamorados. Y esto eleva el riesgo de alteración de la flora por un aumento del contacto con el esperma (ver el recuadro siguiente). También es posible que la microbiota del pene varíe de un hombre a otro (hay muy pocos estudios sobre el tema) y que el cambio de pareja obligue, por así decirlo, a la mujer a adaptarse a este nuevo hombre... ¡y a su microbiota!

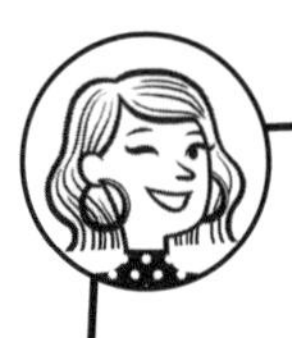

EL ESPERMA Y LA VAGINA: ¿TENDRÁ LUGAR LA GUERRA DE LOS PH?

Sabemos que la vagina es ácida, con un pH cercano a 4; el esperma, por su parte, presenta un pH de 7. Pues bien, la naturaleza ha hecho bien su trabajo, porque en caso contrario, ¿qué ocurriría con la especie humana si, cada vez que un hombre y una mujer hicieran el amor, el contacto de sus humores y sus fluidos íntimos fuera explosivo o doloroso? ¡Como mínimo sería disuasivo!

Nuestros queridos expertos han demostrado que solo media hora después de una relación sexual el pH vaginal vuelve a la normalidad. ¿Cómo lo consigue? Porque los lactobacilos han trabajado como locos para reacidificar rápidamente la vagina, con lo que se evita cualquier infección. Han ingerido altas dosis de glucógeno y producido ácido láctico en cantidad. Es lo que se conoce como «efecto tampón». Pero esta gran operación de reequilibrio químico presupone una microbiota sana. Cuando hay escasez de lactobacilos, no

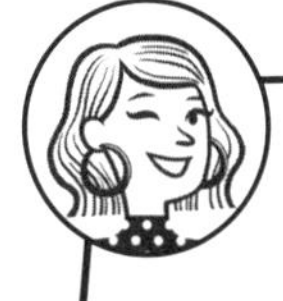

se produce el efecto tampón y, por tanto, se corre el riesgo de desequilibrio tras cada relación.

Una pregunta práctica: ¿es necesario lavarse después del sexo? ¿O mejor esperar pacientemente a que los lactobacilos terminen su trabajo?

Se puede hacer como se quiera, mientras no se lave la vagina, sino la vulva (ver el capítulo cinco, «La higiene íntima o las virtudes de la sencillez»).

¿El pene circuncidado, la masturbación mutua, el uso de juguetes sexuales, las relaciones homosexuales o el uso de lubricantes modifican la microbiota vaginal?

Los estudios realizados con mujeres afectadas de vaginosis recurrentes indican que la circuncisión de la pareja no influye en absoluto. Sin embargo, la microbiota de los hombres circuncidados difiere ligeramente de la de aquellos que aún conservan el prepucio. Estos últimos albergan más bacterias anaeróbicas en los pliegues del prepucio sin que esto tenga un impacto demostrado sobre la microbiota vaginal de sus parejas... Así pues, circuncisión o no, ¡es indiferente para la vagina!

Los intercambios de secreciones vaginales mediante los dedos o el *cunnilingus* durante la masturbación en pareja parecen causar más desequilibrios de la flora vaginal que el uso de juguetes sexuales, pero aún no se ha logrado ninguna explicación realmente satisfactoria.

Con respecto a las relaciones homosexuales femeninas, exponen a un mayor riesgo de desequilibrio de la flora vaginal. Es, incluso, la única situación actualmente demostrada de transmisión sexual de la vaginosis bacteriana. Las explicaciones científicas son insuficientes, pero se constata una gran similitud en la composición de las floras vaginales de las parejas de mujeres homosexuales.

Finalmente, a algunas mujeres les gusta utilizar los geles lubricantes durante el sexo para evitar las irritaciones. Por desgracia, el pH de estos lubricantes no suele ser el adecuado, al igual que su osmolaridad, un extravagante calificativo que designa la concentración de producto activo en un líquido o un gel. Una osmolaridad demasiado alta puede provocar la deshidratación de las células que están en contacto con el líquido o el gel. Por

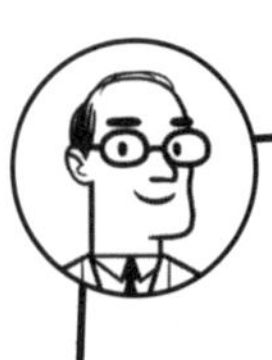

ALGUNOS PRODUCTOS PROBADOS POR LA OMS

Producto	pH	Osmolaridad (mOsm/kg)
Fillergyn®	4,5 ± 0,1	991 ± 6
Geliofil® Classic	3,8 ± 0,1	3.582 ± 11
GelSea®	5,7 ± 0,1	3.797 ± 16
Ginix®	5,0 ± 0,1	989 ± 9
Ginix® Plus	5,0 ± 0,1	977 ± 8
Hyalo Gyn®	4,8 ± 0,1	1.336 ± 7
K-Y® Jelly	3,5 ± 0,2	3.631 ± 13
Phyto Soya®	4,6 ± 0,1	1.226 ± 6
RepHresh®	3,4 ± 0,1	1.439 ± 6
Replens®	3,0 ± 0,1	1.177 ± 5
Velastisa® Intim VG	3,7 ± 0,1	1.151 ± 7

El valor del pH recomendado se encuentra entre 3,5 y 4,5.
La osmolaridad ideal y aceptable se sitúa en un abanico de 380 a 1.200 mOsm/kg.

otro lado, según la OMS, la osmolaridad de un producto vaginal hidratante no debe superar 1.200 y el pH debe estar comprendido entre 3,5 y 4,5 (ver el recuadro anterior para elegir el lubricante adecuado). De modo que no hay que fiarse, porque lubricante puede ser sinónimo de sequedad a largo plazo... ¡El colmo!

RELACIONES SEXUALES IRREGULARES

La función crea el órgano e, indudablemente, la vagina funciona mucho mejor si las relaciones sexuales son regulares; lo mismo le sucede ala flora vaginal. Varios fenómenos influyen.

La **lubricación** antes, durante y después de la relación mejora la elasticidad vaginal, con una mucosa más espesa, más blanda y confortable. Alrededor de la vagina existe una red de venas que se entrecruzan (el plexo venoso). Durante la excitación sexual, la sangre afluye y se produce una verdadera congestión de los vasos y la consiguiente sensación de tensión (como en el hombre, finalmente, pues su pene se despliega gracias a sus cuerpos cavernosos, que se hinchan de sangre, como esponjas). Una parte de la sangre, el suero (es decir, la sangre liberada de sus glóbulos blancos y rojos y de sus proteínas coagulantes), sale de los vasos, atraviesa la mucosa por capilaridad (se denomina trasudado) y genera la lubricación.

Bajo el efecto de la excitación, las glándulas situadas a la altura del cuello del útero (glándulas de Bartolino) y las situadas a la altura de la vulva (glándulas de Skene) liberan una mucosidad con propiedades protectoras para la vagina. Contiene unas sustancias de nombres muy complicados, como la mieloperoxidasa, que se asocia a otra sustancia segregada por los lactobacilos, el peróxido de hidrógeno (o agua oxigenada). De este modo, se forma un cóctel de secreciones particularmente tóxicas para muchos microorganismos agresivos, entre ellos el virus del herpes o el VIH.

Constatamos, pues, una triple ventaja de la regularidad sexual:

- La mucosa vaginal se lubrica abundantemente.
- La mucosa se defiende contra los microorganismos que podrían introducirse durante la penetración.
- La mucosa se protege igualmente de los microorganismos que ya se encuentran en el interior de la vagina en espera de desarrollarse.

La **frecuencia de las relaciones** también tiene su importancia. Cuanto más repetidas sean las relaciones, más notable es el efecto lubricante y protector. Efectivamente, durante varios días después del acto sexual persiste la elasticidad vaginal, como si un velo algodonado recubriera la vagina. Pero, como ocurre con todo, el exceso siempre es dañino. Si las relaciones sexuales se vuelven demasiado frecuentes, la vagina se «fatiga» y el placer da paso a la incomodidad. Por eso, sea cual sea la intensidad del deseo, hay que saber escuchar al cuerpo.

En el extremo contrario, cuanto más irregulares son las relaciones, más se instala la sequedad, con su cortejo de pequeñas molestias (irritaciones, fragilidad, infecciones...). Por otro lado, en ausencia de deseo, la excitación será mediocre, o incluso inexistente, y la relación resultará dolorosa.

Por último, **si la vagina se encuentra frágil** (por infección, sequedad debida a la menopausia, etc.), no responderá de la misma manera, aunque exista el deseo... ¡Es un círculo vicioso!

Retomar las relaciones sexuales tras una abstinencia prolongada

Cuando han transcurrido varios meses o años desde la última relación, los beneficios que acabamos de mencionar, fruto de un ritmo regular en las relaciones sexuales, ya no se dan. Todo ese idílico cuadro ha desaparecido. La pared vaginal ha adelgazado e, incluso, en caso de excitación y lubricación importante, al retomar las relaciones se puede inflamar mucho la zona, por lo que los frotamientos resultan dolorosos. Imposible encadenar las proezas, como en los viejos tiempos, más aún cuando la vuelta a la actividad amorosa viene normalmente acompañada de una actividad más intensa que la de una pareja establecida que vive en una rutina tranquila. Como resultado, el sexo termina haciendo mucho daño. Al cabo de varias acrobacias sexuales, se agota una, se desespera e incluso... ¡renuncia! ¡De ahí la importancia de preparar el terreno!

Una estrategia en cuatro etapas

Esta estrategia es perfectamente válida para retomar las relaciones tras una abstinencia prolongada, para la menopausia y, con algunos ajustes, para cuando sufrimos de infecciones vaginales en cadena o acabamos de dar a luz. Permite recuperar nuestras sensaciones y la comodidad vaginal. Estos son los pasos que debes dar:

1. Pídele a tu médico que te recete estrógenos y aplícalos en la vulva y la vagina tres veces por semana. Estas hormonas reactivan la maquinaria, espesando la pared vaginal, recargándola de glucógeno y estimulando las glándulas de Bartolino y de Skene.
   Resultado: una buena hidratación local a diario.

Cuidado: los estrógenos locales no siempre se aceptan bien, pueden causar quemazón e irritación. Cuando la mucosa vaginal se ha vuelto extremadamente fina, durante la menopausia por ejemplo, las hormonas se difunden directamente en las capas más profundas de la vagina y provocan inflamación. Si la mucosa es, verdaderamente, demasiado delgada, puede incluso ocurrir que las hormonas lleguen a la circulación general a través de la sangre y produzcan, al cabo de varios días, una serie de efectos secundarios (sangrados, dolores en los senos...). En estos casos, cuando se sufre sequedad vaginal desde hace meses o años, lo ideal es comenzar el tratamiento con hidratantes de larga duración, como el ácido hialurónico, que hidrata y espesa la mucosa. Debes aplicártelo de tres a cinco veces por semana, durante cuatro a seis semanas. Una vez que la mucosa esté preparada, pasa a la terapia con estrógenos locales.

2. Si no puedes o no quieres tomar hormonas, reemplázalas por productos lubricantes de acción inmediata, durante la relación sexual, a la vez que hidratantes (acción de larga duración, más allá de la relación).* Lo normal es que se utilicen dos o tres veces por semana, incluso a diario en casos de sequedad importante.
3. En ocasiones, los probióticos han demostrado que podían por ellos mismos limitar la sensación de sequedad, particularmente en la mujer menopáusica. Como se toleran perfectamente y no presentan contraindicaciones, pueden ser una alternativa (o un complemento) a los estrógenos y los lubricantes.

* Replens, Cicatridine, Mucogyn, Monasens, Ménophytéa hydratation intime...

4. Cuando la mucosa es vulnerable, algunas posiciones amorosas quizás resulten más incomodas. Por ejemplo, en la del misionero, la más clásica, cuando el hombre se coloca sobre la mujer, el pene descansa directamente sobre la parte baja de la vulva (la horquilla vulvar). Esta parte tan delicada se lastima con facilidad, y no es extraño que se produzca una sensación de quemazón. Para evitar eso, lo mejor es decantarse por posiciones indoloras. ¿Por qué no Andrómaca? Sentada, con los muslos separados encima de la pareja, se evitan las idas y venidas arriesgadas y, jugando únicamente con las contracciones de la propia vagina, se obtiene y se da placer. Otra posibilidad: la mujer tendida bocabajo, el hombre sobre su espalda, la penetra por delante. El pene ya no da de lleno contra la horquilla vulvar.

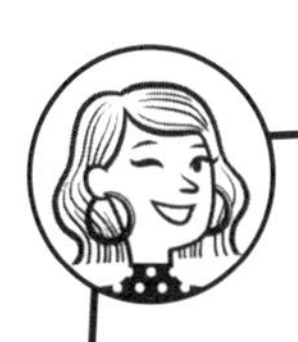

LAS VIRTUDES SECRETAS DE LOS CONSOLADORES

Aunque la imaginería erótica de la mujer es suficiente para desencadenar una lubricación correcta, los juguetes sexuales pueden paliar la «travesía del desierto» y, a la vez, servir de transición en espera de una verdadera pareja. Porque nunca es bueno eliminar completamente una función natural. En la mujer menopáusica, el juguete sexual presenta otra ventaja, y es que permite el mantenimiento de la mucosa vaginal, gracias a la lubricación producida por la excitación sexual. Esta lubricación puede limitar la sensación de sequedad y fragilidad vaginal (atrofia vaginal) que se experimenta progresivamente ante la ausencia de hormonas y de relaciones sexuales. Existen también dispositivos médicos que se venden en la farmacia y que se utilizan en caso de atrofia vulvovaginal (también de vaginismo o seudovaginismo, que conlleva una contracción progresiva de las paredes de la vagina). Se trata de dilatadores vaginales. Pueden obtenerse sin receta médica. Para su utilización y una posible prescripción, lo más adecuado es acudir al ginecólogo, o incluso el sexólogo, que derivará si es necesario a la paciente a un quinesiólogo especializado en reeducación perineal. Finalmente, en las mujeres menopáusicas, se observa una correlación directa entre la cantidad de lactobacilos y el nivel de atrofia vaginal. De ahí la idea de utilizar probióticos de manera preventiva para mejorar la flexibilidad de la vagina.

Capítulo 5

LA HIGIENE ÍNTIMA O LAS VIRTUDES DE LA SENCILLEZ

1

LA GACETA DE LAS MUJERES

La brigada de la salud vaginal alerta de una desaparición en serie de la flora de Döderlein en las mujeres de un mismo barrio. Sin embargo, la investigación ha revelado que se trata de una población tranquila, con parejas estables.

El doctor Holmes, al mando de la investigación, sigue la pista de un asesino en serie de lactobacilos. En efecto, se han encontrado huellas de un antiséptico en todas las víctimas: siempre el mismo producto de higiene íntima. Se han encontrado también otras pruebas, sobre todo peras vaginales.

¡Bravo, doctor Holmes! ¡Otro caso resuelto!

2

UN TEMA TABÚ

Es raro ver que las mujeres hablen entre ellas de su higiene íntima. Rara vez las oímos hablar de los productos que utilizan, de la frecuencia del aseo, de sus rituales cotidianos, del tiempo que pasan bajo la ducha... De tocarse o no la vulva con las manos. «¿Tú te lavas ahí... abajo? ¿Una vez, dos, tres veces al día? ¿Y después del sexo?». Admite que este tipo de confesiones no es muy habitual, ni siquiera en los foros. En efecto, la higiene íntima sigue siendo tabú, porque las mismas palabras *vulva* o *vagina* lo son todavía, como vimos en el primer capítulo.

La vagina y los cuidados que merece llevan tantos siglos tratándose en un susurro incómodo por las mujeres mismas que hoy todavía son muy pocas las madres que hablan de ello con sus hijas de manera explícita. Por molestia, o quizás por falta de costumbre, las mujeres han interiorizado el mensaje: no mencionan la vagina ni la vulva ni hablan del olor o del vello con su pareja sexual, y ni siquiera con su médico. De modo que se las apañan solas, recolectando la información, a menudo falsa, a través de Internet.

¡Y sin embargo este tema es esencial! Esencial para la flora vaginal, para el bienestar íntimo, para la sexualidad, para la calidad de vida... En resumen, ¡esencial para la felicidad de ser mujer! De hecho, es tan esencial que se merecía un capítulo para él solo, donde pasar revista a las numerosas preguntas que se hacen las mujeres sobre la higiene íntima... ¡y las que no se hacen todavía!

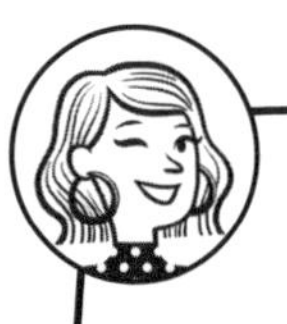

HIGIENE ÍNTIMA: ALGUNAS CIFRAS

Según una encuesta llevada a cabo en 2016, en 66 farmacias, con 2.174 mujeres (encuesta IPRAD 2016):

- Solamente un 43 % de las mujeres ha recibido información sobre la higiene íntima por parte de un profesional de la salud (médico o farmacéutico).
- El 65 % de las mujeres utiliza un producto de higiene íntima de forma habitual.
- De ellas, el 75 % está convencida de su utilidad.

EL ASEO ÍNTIMO, ¡TODA UNA HISTORIA!

Algunas fechas clave

Aunque en la **Antigüedad** se celebraba el cuidado del cuerpo y se consideraba, como afirmaba Platón, que «el único fin de las abluciones y las aspersiones es devolverle la pureza al hombre de cuerpo y de alma», a partir de la **gran peste de 1248**, los médicos empezaron a desaconsejar lavarse con agua. Se extendió el uso interno de vinagres, tomillo o romero, cuyas propiedades antisépticas son bien conocidas. La alta sociedad comenzó a asearse con perfume, incluso a tragárselo. Como explica Annick Le Guérer, autora de *Parfum: des origines à nos jours* (Odile Jacob, 2005), existía el convencimiento de que «hay que limpiar los humores del cuerpo a través de sangrados y purgas, e ingiriendo perfumes».

Durante la **Edad Media** no se hace referencia a la higiene íntima salvo en obras médicas como *Secreta mulierum et virorum*, de Albert le Grand, una compilación de recetas de las matronas. En este periodo, al contrario de lo que se piensa, la higiene del cuerpo ocupó un lugar muy importante: los baños públicos se multiplicaron, tanto que llegaron a ser denunciados a menudo por la Iglesia como lugares de perdición y por los médicos como lugares peligrosos.

Los baños públicos cerrarían finalmente en el **siglo XVI**, con la vuelta al elogio de la mugre. La higiene se redujo entonces al aseo en seco: frotado de las partes descubiertas con un paño seco. Las grandes epidemias y el miedo de que el baño dilatara los poros de la piel y favoreciera las enfermedades, además de las predicaciones religiosas, acabaron con los baños. Cuentan que Luis XIV solo se habría dado dos baños en su vida.

La religión católica siguió insistiendo en los riesgos libidinosos de los cuidados corporales. Algunos escritos, como los del cura de Ars (Jean-Marie Baptiste Vianney, nacido tres años antes de la Revolución francesa), estigmatizaban la higiene íntima bajo el pretexto de que implicaba un contacto con las «zonas innombrables». Por el contrario, la religión de la Reforma predicaba una higiene rigurosa: «La limpieza viene inmediatamente después de la piedad».

El agua no volvería a estar en olor de santidad hasta la segunda mitad del siglo XVIII. El año **1739** es una fecha clave en la historia de la higiene íntima: corresponde a la primera descripción conocida del bidé, aparecida en el diccionario *Tesoro de la lengua francesa*. Inventado casi con toda seguridad hacia 1710, el bidé debe su nombre a un pequeño caballo achaparrado. En un primer momento, lo utilizaron las cortesanas y la aristocracia, cuyo entusiasmo por él suscitaría la creación de magníficos objetos por parte de los mejores artesanos. Se necesitarían todavía varias decenas de años para que el bidé se democratizara y venciera las reticencias moralistas: ay, el bidé, un verdadero objeto de lujuria...

El origen del lavado de la cavidad vaginal se remonta por su parte a la noche de los tiempos. Pero fue a **finales del siglo XIX y principios del XX** cuando empezaron a aparecer los primeros instrumentos, a veces muy sofisticados, para facilitar el aseo interno. Estos instrumentos estaban igualmente destinados a la contracepción, puesto que se recomendaba un lavado cuidadoso de la cavidad vaginal inmediatamente después del contacto sexual. ¡Ahora entendemos mejor de dónde vienen ciertas prácticas aberrantes todavía empleadas hoy en día!

En Estados Unidos, una gran campaña publicitaria elogió, durante los años cuarenta y cincuenta, los méritos de la ducha vaginal, mientras enfatizaba el riesgo que corrían las mujeres de que se les cerraran las puertas de la relación amorosa si no se entregaban a esta actividad higiénica... y contraceptiva. La imaginación en materia de irrigaciones vaginales alcanzaría límites insospechados a partir de ese momento. Con ayuda de la pera vaginal (un pequeño dispositivo de caucho en forma de pera), las mujeres empezaron a introducirse arcilla, decocciones de hierbas diversas y variadas, agua oxigenada, vinagre, zumo de limón e incluso refrescos, como la Coca-Cola.

A aquello seguiría la era de los antisépticos químicos y sus recomendaciones de «desinfección vaginal», ampliamente transmitidas por la publicidad seudomédica.

Casualidad o no, sería precisamente en Estados Unidos donde emergería, a partir de **2010**, lo que *The New York Times* calificó como «fenómeno *unwashed* o no lavado» en uno de esos cambios de tornas de la historia. Se acabaron las presiones sociales y las duchas continuas: ahora se lava una «a la antigua», una vez por semana. El fenómeno cruzó el Atlántico. Como recoge la publicación francesa *L'Obs*,[25] el doctor Stéphane Gayet, especialista en enfermedades infecciosas y de la higiene del hospital universitario de Estrasburgo: «Nuestra piel está recubierta por mil millones de bacterias, de las cuales más del 99 % nos son de utilidad. Sin embargo, muchos productos cosméticos son agresivos y estropean este microbioma natural. Por no hablar de los antibacterianos que encontramos en muchos jabones o productos para la ropa y que, por su parte, ¡son verdaderamente nefastos!». Para este médico, la frecuencia adecuada de duchas corporales sería de una cada cuarenta y ocho horas, aunque habría que lavarse las manos con mayor frecuencia, porque pueden transmitir gérmenes, sobre todo los que causan gripe o gastroenteritis.

Hoy en día, circulan todavía entre las mujeres e incluso en el seno del cuerpo médico muchas creencias populares sobre la higiene íntima. Algunas se lavan dos veces al día (incluso cada vez que van al baño o tras cada relación sexual) y no escatiman en detergentes, toallitas, perfumes íntimos y muchos otros productos que las perjudican. Cada día es la «gran limpieza de primavera», como si la vulva o la vagina fueran por naturaleza unos órganos «sucios» o «vergonzosos». De ahí que sea indispensable una verdadera aclaración.

CREENCIA POPULAR: LA VAGINA HUELE MAL

Cada mujer tiene su propia marca olfativa íntima. Y ese perfume de mujer tan apreciado por Dino Risi* es absolutamente específico de cada una de ellas. La vulva es la que marca la primera impresión, con sus notas especiadas, condimentadas, su olor a hierba fresca en ocasiones o a heno recién cortado. Se debe a la microbiota, que transforma las secreciones de las glándulas sudoríparas y sebáceas ocultas a la altura del vello en aminas aromáticas. A continuación, la apertura del frasco vaginal deja escapar unos efluvios oceánicos más sutiles, confirmados por el gusto un poco ácido o salado de las secreciones vaginales, que en realidad provienen de las glándulas del cuello del útero y de las glándulas de Skene, situadas alrededor del meato urinario.

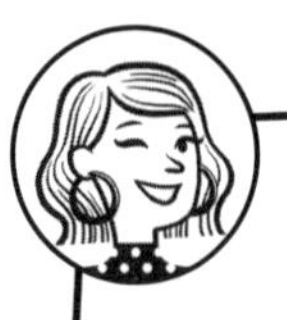

¿A QUÉ HUELE TU VAGINA?

A tierra.
A basura mojada.
A Dios.
A agua.
A una nueva y fresca mañana.
A la inmensidad.
A pan de jengibre.
A sudor.
Depende.
A almizcle.
A nada, según lo que me han dicho.
A piña.
A esencias aromáticas.

* El autor hace referencia al director de cine italiano Dino Risi y a su premiada película *Perfume de mujer* (1974).

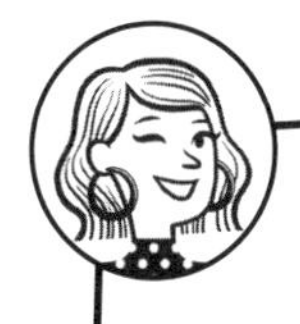

A Paloma Picasso.
A tierra y almizcle.
A canela y clavo.
A rosa.
A bosque de jazmín almizclado y especiado, profundo, muy, muy profundo.
A musgo húmedo.
A un buen caramelo.
Al Pacífico Sur.
A algo entre el pescado y las lilas.
A sotobosque.
A una fruta madura.
A té de kiwi y fresa.
A pescado.
Al paraíso.
A agua con vinagre.
A un licor suave y ligero.
A queso.
A mar.
A sexo.
A una esponja.
Al comienzo.

Los monólogos de la vagina, de Eve Ensler.

¿Un solo olor?

Los perfumes que emanan de la vulva y de la vagina cambian a lo largo de los distintos periodos de la vida de la mujer, al igual que a lo largo del ciclo menstrual, pero guardan siempre una «nota», un «no sé qué» específico de cada una de ellas.

Para identificar el olor de tu vagina, puedes hacer algo muy sencillo: ¡olerte las braguitas! Estas reflejarán con bastante fidelidad el ambiente local. O introducirte el dedo en la vagina y olerlo.

Las fragancias genitales pueden verse perturbadas por varios factores, en especial por los lavados internos y las pérdidas de orina e incluso por la depilación integral (como veremos más adelante). La fiesta olfativa se transforma entonces en una penitencia. Pero no existe fatalidad alguna en todo ello; con una visita al médico de cabecera, al ginecólogo o al urólogo podremos poner en marcha el tratamiento que mejor evite los malos olores o el desequilibrio de la flora.

Cuando el deseo sexual transforma el olor

El olor se modifica ante el deseo sexual: la vagina emite un pequeño rocío lubricante que facilita la relación sexual y dos tipos de glándulas, ya conocidas, vienen en su ayuda, las glándulas de Bartolino, situadas entre los labios menores y el himen, y las de Skene, alrededor del meato urinario. El perfume, al igual que el rocío emitido en ese instante, estimulan a la pareja, porque manifiestan de manera explícita la excitación femenina.

¿Lavarse o no después del sexo?

Desde hace algunos años nuestro olfato se ha vuelto sensible y exigente. Por eso algunas mujeres se empeñan en eliminar cualquier efluvio anterior o posterior al sexo, con ayuda de duchas reiteradas o de desodorantes íntimos.

Antes del sexo, podemos comprender que un mínimo de limpieza no esté de más, aunque nunca en exceso. No solo el sexo femenino tendrá un olor más agradable, sino que estará más lubricado, y esto facilitará los preliminares. Julia Palombe, autora de *¡Au lit, citoyens!* (Hugo Document, 2016) señala: «Hay una parte de aceptación de uno mismo que es inevitable para aspirar a una vida sexual plena de entusiasmo. Y esto pasa necesariamente por la aceptación de los fluidos sexuales y de todo lo que emane del cuerpo».

Después del sexo, algunas mujeres desean eliminar cualquier rastro de sudor y de esperma con ayuda de una ducha de rescate. ¿Será por el rastro que dejan de deseo o de animalidad? ¿Será por miedo a los microbios o a la «suciedad»?

El líquido seminal es sano, argumentan los ginecólogos. No hay peligro alguno en conservarlo dentro de sí. Además, los lactobacilos de la vagina aseguran la limpieza y la defensa contra los gérmenes más banales. Lavarse no es, pues, ninguna urgencia absoluta. Podemos esperar un poco o varias horas, sin peligro.

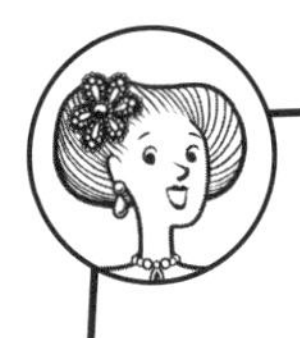

MAGDALENA DE PROUST Y PERFUME DE MUJER

El olor vaginal es la primera experiencia olfativa de nuestra vida, que pertenece al momento del parto. ¿Deja algún tipo de huella? La memoria de los olores se ancla poderosamente en el cerebro límbico (situado en la cara ventral del encéfalo), el de las emociones y la memoria. Esta última es compleja y ciertamente muy variable de un individuo a otro. Es difícil de decir si este primer olor marcará de forma duradera el inconsciente de los hombres hasta el punto de guiarlos en sus elecciones sexuales futuras, algo así como la magdalena de Proust.*

* El autor hace referencia al clásico de Marcel Proust *En busca del tiempo perdido*, en concreto a la famosa escena de la magdalena, recreada con todo lujo de detalles sensoriales.

3

QUE LA NATURALEZA ACTÚE POR SÍ MISMA

La vagina no es sucia. Como se ha explicado en el capítulo tres, es una cavidad que se limpia a sí misma. Esta limpieza constante y regular la asegura el moco vaginal. Sirve para eliminar los restos celulares y microbianos –hay que dejar sitio a las células más jóvenes–. Todo es arrastrado hacia la salida, es decir, la vulva, por el flujo de las secreciones de unas glándulas situadas en el cuello del útero. Estas secreciones funcionan día y noche como un verdadero «pasillo rodante» para eliminar las impurezas de la vagina. Se traduce en unas pérdidas consideradas fisiológicas, porque son normales.

AUTOLAVADO E HIDRATACIÓN INCLUIDOS

Además de sus propiedades limpiadoras, el moco vaginal asegura la hidratación básica de la cavidad, que participa en el bienestar diario. Cuando no hay infección, la vagina es capaz de autolavarse y autohidratarse sin ningún problema. Por eso resulta totalmente inútil lavarla, pues se corre el riesgo de alterar este mecanismo natural tan protector.

La higiene íntima debe concentrarse únicamente en la parte exterior, la vulva, desde el vello púbico, cuando este no ha sucumbido a una depilación drástica, hasta la región anal. Idealmente parece razonable un lavado diario, máximo dos, con algún producto íntimo adaptado, que son por naturaleza más hidratantes. La clave reside en el respeto de la hidratación natural.

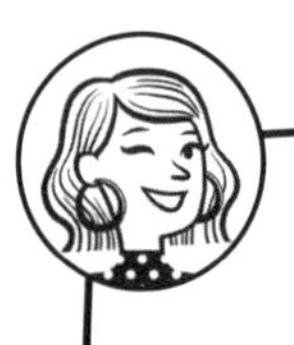

LAS SEÑALES QUE NO HAY QUE DESCUIDAR

Las secreciones fisiológicas son más o menos abundantes según el día, el momento del ciclo y la actividad sexual de la mujer, pero presentan siempre unas características que las diferencian de las pérdidas causadas por infecciones: son claras, homogéneas (es decir, sin los grumos que provoca la micosis) y, sobre todo, no huelen mal. Las pérdidas patológicas, por su parte, son persistentes (más de una semana), inhabitualmente abundantes y se acompañan a veces de alguna molestia (picor, quemazón, dolor al orinar, molestia al contacto con la ropa interior) u olor desagradable. Requieren consulta médica o farmacéutica.

Para las mujeres que sufren unas pérdidas fisiológicas muy abundantes, existe un dispositivo creado por un ingenioso investigador francés. Se trata de un «velo» que se inserta en la vagina como un tampón y que retiene las secreciones. Este dispositivo también pueden utilizarlo aquellas mujeres que interrumpen a veces los tratamientos con óvulos o cremas porque se quejan de que se les «escapa». Se llama V-Veil-Up y está disponible en algunas farmacias o por Internet: www.v-veil-up-pharma.com.

LA IMPORTANCIA ABSOLUTA DEL BIENESTAR VULVAR

Al igual que el resto del cuerpo, la piel de la vulva contiene agua que asegura su elasticidad. Esta agua procede del interior (de ahí el interés de una hidratación suficiente y regular a lo largo de todo el día). Para evitar que se evapore demasiado, existe en la superficie cutánea una película hidrolipídica que limita las pérdidas hídricas y preserva la piel de las agresiones físicas (frotamientos y rozaduras, por ejemplo), químicas y microbianas.

¿De dónde proviene esta película hidrolipídica? La secretan las células más superficiales de la epidermis y otros factores de hidratación naturales. La integridad de estos factores de protección asegura una hidratación óptima de la epidermis vulvar y, por tanto, el bienestar de la zona.

Si esta película hidrolipídica desaparece, se producen consecuencias inmediatas: la pérdida de agua aumenta, la piel de la vulva se seca y agresiones de todo tipo aparecen en un área por naturaleza más frágil que otros lugares del cuerpo y, por tanto, más vulnerable.

Los antisépticos químicos agreden la película hidrolipídica y, de paso, a los lactobacilos. Ya lo hemos explicado: la reserva natural de lactobacilos vaginales se encuentra en el recto, y estas bacterias recorren el camino entre el recto y la vagina a lo largo del perineo y de la vulva gracias al «pasillo rodante» de la película hidrolipídica. Los antisépticos químicos provocan, pues, dos agresiones: una directa contra los lactobacilos y otra indirecta, que afecta al desplazamiento de algunos de los supervivientes hacia la vagina. Cualquier producto agresivo con los lactobacilos influirá en el mantenimiento fisiológico de la vagina y podrá, por lo tanto, ocasionar o agravar un desequilibrio de la flora vaginal.

A nivel genital, la agresión de la película de la superficie tiene una consecuencia más indirecta pero capital: la incomodidad vulvar diaria y durante las relaciones sexuales. La vulva es una zona erógena primordial. Por ello, cueste lo que cueste, debemos asegurar una higiene respetuosa con su bienestar.

Pequeño curso sobre el aseo

Sigue estos consejos a la hora de limpiarte la zona vaginal:

- Nada de manopla de baño, verdadero nido de gérmenes. Lávate con la mano, primero con agua solamente, desde el pubis hasta el ano y más allá (pliegue de las nalgas). Luego, vuelve a pasar con la mano por la misma zona y añade una pequeña cantidad de un producto higiénico líquido (más adecuado que el sólido al ser más hidratante), siempre de delante hacia atrás.
- No frotes demasiado; tan solo limpia suavemente y enjuaga con abundante agua.
- Sécate cuidadosamente con una toalla... limpia.

Las malas costumbres con las que hay que acabar

Algunas costumbres inadecuadas y ciertos productos favorecen las infecciones vaginales porque desequilibran la flora.

Las duchas vaginales

Estas duchas se aplican no en el exterior, sobre la vulva, como habría que hacerlo, sino en el interior, en la vagina, como precisamente su nombre indica.

Quizás te preguntes cómo se lleva a cabo este tipo de aseo. Es muy sencillo, basta con desenroscar la alcachofa de la ducha e introducirse el tubo en el interior. También se puede hacer con una pera vaginal o pera de lavado, que inyecta agua en el interior. Todavía es posible encontrar estos aparatos un poco obsoletos en las farmacias, parafarmacias o en Internet; son como un juguete de plástico blando en forma de pera, que termina en un tubo que permite propulsar el agua hacia la zona íntima.

La idea sobreentiende que la vagina está sucia y que hay que lavarla con mucha agua. La ducha vaginal poscoital parte del mismo principio: el sexo y el esperma son sucios y habría, pues, que actuar en consecuencia. En Internet, los comentarios de las compradoras satisfechas dicen mucho sobre el largo camino que todavía queda por recorrer para erradicar esta práctica dañina e incluso peligrosa. Dejamos voluntariamente las faltas de ortografía, que pertenece a sus autoras : «¡Perfecta! La uso todos los días en la ducha para la vagina y el ano, incluso después de tener *relacciones,* y *laba* a la perfección» o «Esta pera de lavado o ducha vaginal la usó mi mujer antes de la relación sexual. Estoy totalmente satisfecho con este artículo». El comentario no dice por qué el marido está satisfecho. ¿La limpieza se hizo antes de la penetración? ¿Es más suavecito ahora? ¿Más mono? ¿Más tranquilizador?

Sin embargo, esta ducha tan penetrante es el mejor modo de desequilibrar la microbiota local. Para empezar, puede modificar el pH: el agua tiene un pH de 8, mientras que el de la vagina, como hemos visto, es de entre 3,5 y 4,5. Además, puede agredir directamente a los lactobacilos vaginales. Recordémoslo: la vagina está recubierta por un moco protector que el agua destruya al alterar sus capas superficiales. Como resultado, se extermina un buen número de nuestros queridos lactobacilos y esto, a su vez, provoca irritaciones, una micosis o una vaginosis bacteriana y, como añadido, unas relaciones sexuales dolorosas. ¡Peor todavía si a la pera vaginal se le añaden productos antisépticos o sustancias supuestamente anticonceptivas (ácidos, refrescos, etc.)! Y, sobre todo, nada de prácticas esotéricas como los baños de vapor regenerantes para el útero que preconiza Gwyneth Paltrow. No es el primer consejo catastrófico que da la actriz, que ya había recomendado a las mujeres los huevos de jade en la vagina para mejorar la tonicidad de la zona y la práctica sexual, algo que, de hecho, puede provocar el resultado inverso. En las farmacias venden un producto verdaderamente bueno para tonificar la región del perineo, los pesarios. Olvidémonos, pues, de la actriz y del resto de los gurús de la vagina.

La regla es sencilla: la higiene será externa y se limitará a la vulva. Repetimos: ¡la vagina se limpia sola!

Los antisépticos

Todos los antisépticos químicos sin excepción son asesinos de lactobacilos. En la vagina provocan vaginosis bacterianas o micosis. Ya lo hemos explicado, la reserva natural de estos lactobacilos está en el recto. Estas bacterias beneficiosas se desplazan hacia el perineo, y llegan hasta la vulva para subir por la vagina. Si añadimos antisépticos químicos a nuestro aseo diario,* estaremos alterando inevitablemente la calidad de la microbiota vaginal. Precisemos que este no es el caso de los antisépticos naturales (el tomillo, por ejemplo).

Si esto es así, ¿por qué utilizan las mujeres estos productos? Precisamente por las infecciones que sufren. ¡Es la serpiente que se muerde la cola! Es verdad que el antiséptico limpia, pero también elimina la flora de protección, de ahí el desequilibrio y las recaídas de las infecciones. ¡No tiene fin!

Los antisépticos locales solo son apropiados cuando los prescribe el médico, por tiempo limitado (unos días) y en condiciones muy particulares, como en el caso de lesiones externas (episiotomía, tras una intervención quirúrgica de la vulva o del

* Septivon, Solubacter, Cytéal, Bétadine... ¡Podríamos nombrarlos todos!

ano...), durante el tiempo de la cicatrización. Para el uso diario y la higiene íntima deben descartarse por completo.

Los desodorantes y las toallitas íntimas

Tienen por objetivo neutralizar los olores, pero ¿estos de dónde vienen? De las glándulas sudoríparas y sebáceas alojadas en la piel del pubis, en la base del vello.

Los desodorantes actúan según varios mecanismos: o se trata de sencillos perfumes que enmascaran el olor corporal, o absorben las secreciones (talco), o destruyen algunas bacterias responsables del mal olor (alcohol) o actúan directamente sobre las glándulas secretoras (sales de aluminio).

Sea cual sea su modo de acción, los distintos componentes pueden provocar irritación o alergia.

También hay que evitar las toallitas perfumadas (salvo excepciones). En realidad, los olores genitales son fisiológicos y, con una higiene clásica, la utilización de desodorantes no se justifica. Y cuando son patológicos (olor a «pescado podrido» de la vaginosis bacteriana, por ejemplo), el desodorante solo ocultará el problema sin resolverlo y, a veces, incluso, lo agravará.

Los protegeslips (fuera de la regla)

Un número importante de mujeres utiliza compresas, tampones y protegeslips sin tener la regla. Se trata de mujeres con secreciones abundantes o pérdidas de orina que tienen miedo de que se les note o huela; también están las que temen que la regla les baje sin avisar. Se apoyan en estas muletas, muy útiles *a priori* en ciertos momentos precisos y cortos, el tiempo necesario para volver a poner orden en la flora vaginal y que desaparezcan las pérdidas o el olor. Pero hacer de ello una costumbre es verdaderamente contraproducente, porque esos dispositivos internos o externos absorben toda la humedad, incluidas las secreciones naturales, y resecan la vulva (o la vagina). Resultado: sensación de quemazón e irritación y una vulva más vulnerable a causa de la disminución de la película hidrolipídica y de la fragilidad en la vagina, además de que supone un freno descomunal al desplazamiento de los lactobacilos que vienen del recto. Si limitamos las secreciones naturales, estos pequeños viajeros dejan de tener un vehículo que los transporte hasta la tierra prometida. ¡Y la desaparición de este reavituallamiento significa un desequilibrio ineluctable de la flora!

Del mismo modo, es inútil acostumbrarse a usar tampones de forma preventiva para ir a la piscina, a la playa o a una sesión de talasoterapia como remedio para evitar una nueva micosis: ¡no sirve de nada! Más vale cambiarnos el bañador mojado por uno seco en cuanto salgamos del agua (ver el capítulo cuatro, «Los venenos de la flora»).

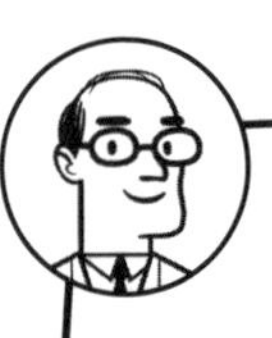

LOS TAMPONES: UNA ACLARACIÓN

Ya lo hemos dicho pero lo volvemos a repetir: un tampón ha de cambiarse cada cuatro horas al principio de la regla y nunca llevarlo puesto más de ocho horas por la noche, o se corre el riesgo de infección por desarrollo de demasiados estafilococos dorados, a los que les encanta la sangre. Lo ideal es alternar tampones y compresas para limitar los riesgos de desequilibrio, sobre todo si ya existe alguna molestia (irritación de la vulva o la vagina, quemazón, dolor...).

Pero la cuestión que nos ocupa son los tampones en sí: ¿son peligrosos?

Una investigación realizada con sesenta millones de usuarias[26] ha revelado la presencia de pesticidas y de productos potencialmente cancerígenos en estos dispositivos internos, incluidos los fabricados con algodón natural.
Hay que saber que la presencia de estas sustancias es ínfima. Por supuesto, cabe argumentar que estas pequeñas dosis repetidas con frecuencia a lo largo de muchos días y durante años termina provocando importantes efectos de concentración, especialmente en aquellas mujeres infectadas por el virus del papiloma humano, en cuyo caso estas sustancias podrían jugar el papel de cofactores cancerígenos y favorecer la posible evolución hacia un cáncer años después. Es una suposición, en efecto, pero no hay nada probado en la actualidad, por lo que nadie debe alarmarse. De todas maneras, es una pena que las industrias no sean más transparentes sobre sus productos y lo que estos realmente contienen y que se refugien en el secreto de fabricación.
Por otro lado, la toxicidad de los pesticidas solo puede expresarse si pasan a la circulación sanguínea. Y, de momento, ningún estudio ha demostrado su paso al flujo sanguíneo.

La depilación integral

Como primates que somos, tenemos piel, vello, un sexo y sudamos. Antes de que nos lancemos a una depilación parcial o total, hay que saber para qué sirve el vello:

- Atrae la mirada sobre las zonas erógenas y enciende la libido cosquilleando la nariz de la pareja porque difunde el olor. En el pubis (o en las axilas), las glándulas sudoríparas no segregan un sudor cualquiera, sino que emiten secreciones lechosas que excitan el deseo (ver el capítulo tres, «Unas flores encantadoras pero no siempre discretas»).

- En la región genital, el vello hace de «amortiguador» frente a las agresiones mecánicas de la ropa interior o la ropa en general.
- Las glándulas sebáceas de los folículos pilosos hidratan y protegen la mucosa de la vulva; por ello se habla de la presencia de una película hidrolipídica.

Sin embargo, con la depilación, el vello y las glándulas anexas se eliminan, y la piel se seca. Por otro lado, la mucosa lampiña es mucho más vulnerable ¡y eso no es ninguna tontería! Los microorganismos nocivos que normalmente viven en la epidermis ven abrirse ante ellos una brecha magnífica. Con la película protectora, estos invasores permanecían acantonados en el exterior de la piel, pero sin ella se abalanzan más fácilmente sobre la epidermis de la vulva y provocan foliculitis (microabscesos a la altura de la vulva). Cuando existe una propensión a sufrir infecciones, la depilación solo puede reforzar el desequilibrio de la microbiota vaginal y vulvar. ¡Es una información importante que tener en cuenta antes de lanzarse a la gran «deforestación»!

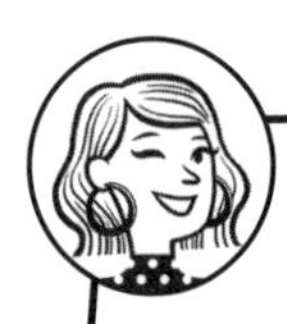

PIERCINGS Y TATUAJES: ¿PELIGROSOS PARA LA FLORA?

Los *piercings* genitales y los tatuajes en la vulva no tienen consecuencias demostradas sobre la flora. Sin embargo, sí hay riesgo de infección local ocasionada por el acto mismo de aplicárnoslos y posibles alergias debidas al metal de los *piercings* o al colorante de los tatuajes. Es algo que deben tener en cuenta las personas propensas a sufrir alergia.

El lavado con agua clara

Por miedo a los posibles agentes irritantes o alergénicos presentes en los jabones, podría pensarse que lavarse solo con agua es la solución más natural y la mejor. Pero esto también altera la película hidrolipídica protectora, lo cual aumenta la pérdida de agua de la mucosa vulvar y agrava por tanto la sequedad local.

Por otro lado, el agua del grifo tiene un pH básico a menudo superior a 8, cuando el pH de la zona vulvar se sitúa entre 4,8 y 7,5, y esto tiene unos efectos indeseados. Un estudio[27] ha demostrado que lavarse solo con agua podría aumentar el pH de la piel hasta seis horas después del aseo y modificar por tanto el equilibrio de la microbiota local.

Además, **el agua sola es ineficaz a la hora de eliminar los gérmenes**. Por eso, el aseo sin un detergente adecuado es insuficiente en el mejor de los casos, y agresivo en el peor. De modo que lo ideal es utilizar un producto higiénico apropiado (ver la página 156).

El jabón de Marsella o el gel de ducha

A pesar de sus maravillosos envases, sus perfumes exquisitos e incluso su reputación de natural, todos los jabones en pastilla alteran la película hidrolipídica a largo plazo y son, en su mayoría, muy alcalinos, con un pH muy por encima del pH fisiológico de la piel.

Estos jabones se fabrican a partir de grasa de origen vegetal, a veces animal. Así, el jabón de Alepo, elaborado desde hace millones de años en Siria y traído a Occidente cuando las cruzadas, está hecho a base de aceite de oliva y bayas de laurel. El jabón de Marsella, que se remonta al siglo XII, se hace igualmente a base de una mezcla de aceites vegetales (entre ellos el aceite de oliva) y sosa. La mayoría de los jabones para el baño están confeccionados con sebo (grasa animal) y coco. Por lo general contienen perfumes y colorantes que pueden provocar alergias.

Aquellas mujeres que no sufren ningún problema íntimo pueden utilizarlo, aunque una sola vez al día. Pero en caso de irritación, micosis o desequilibrio recurrente de la flora, está demostrado que el uso de jabón es perjudicial.

Además, en aquellas zonas en las que el agua es muy dura (rica en sales minerales y, en particular, en calcio), los jabones clásicos resultan todavía más agresivos, porque el agua calcárea limita su acción espumosa y hace que aumentemos sin darnos cuenta la dosis de jabón en cada lavado.

En el caso de los geles de ducha corporal, **depende del gel de ducha.** La gran mayoría de los productos clásicos presenta el mismo riesgo de decapado de la piel que las pastillas de jabón, debido a la presencia de lauril sulfato de sodio (todos los derivados sulfatados son susceptibles de deshidratar la piel). Además, llevan perfume, lo cual favorece las alergias. Algunos geles de ducha *bio* pueden ser menos agresivos; basta con que no contengan el famoso lauril sulfato de sodio.

Productos adaptados a la higiene íntima

Estudios dermatológicos recomiendan la utilización de «jabón sin jabón» o *syndets* (limpiadores sintéticos), en los que el jabón ha sido reemplazado por agentes tensoactivos mucho menos irritantes y deshidratantes y que tienen un pH más compatible con el de la piel. La invención de estos preparados se remonta a la Segunda Guerra Mundial, a petición del general MacArthur, que solicitó a los químicos la creación de un producto para el aseo de los soldados estadounidenses destinados en las islas del Pacífico que pudiera utilizarse con el agua del mar.

Existen *syndets* sólidos o «pastillas dermatológicas» que pueden emplearse para el aseo de la vulva. Pero los que más se adaptan a la higiene íntima son seguramente los ***syndets* líquidos**, que pueden utilizarse incluso aunque el agua sea muy calcárea.

La mayoría de los productos destinados a la higiene íntima contienen aditivos generalmente de origen vegetal, con distintos beneficios.* Por supuesto, los *syndets* dermatológicos también son adecuados para el aseo íntimo. Sin embargo, para estar completamente seguros, mejor preguntar al dermatólogo.

¿Qué pH deben tener los productos de higiene íntima?

Aunque en publicidad se le da mucha importancia, el respeto del pH fisiológico de la vulva tiene un interés muy limitado. El abanico de los pH observados en la zona íntima se extiende desde un 4,8 en la entrada de la vagina hasta un 6 o un 7 en la cara

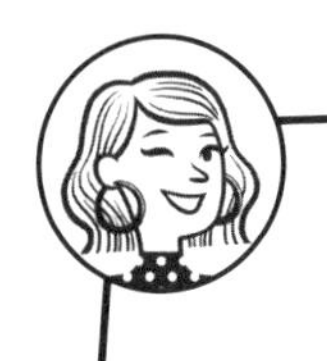

¿PONEMOS EN RIESGO LA FLORA CUANDO NOS LAVAMOS EL PELO BAJO LA DUCHA?

Los champús se parecen bastante a los productos de higiene íntima. Se trata de *syndets* líquidos, no verdaderamente agresivos ni para el cuero cabelludo (muy frágil) ni para la vulva. Esto no significa que debamos lavarnos la vulva con champú, solo que son relativamente bien tolerados.

El champú se enjuaga rápidamente, se elimina enseguida. No es como si aplicáramos jabón directamente sobre la vulva.

* Saforelle contiene bardana por sus propiedades calmantes; Saugella vert, tomillo (un antiséptico natural) y salvia (calmante); Hydralin sécheresse, manzanilla (acción hidratante); Jaïlys, extractos de lis (calmante), etc.

externa de los labios mayores. No hay, pues, un pH «adecuado» para el producto de higiene, sino un amplio abanico de buenos pH... Un estudio del Instituto francés de la Salud y la Investigación Médica[28] ha medido el impacto potencial sobre el pH de la cavidad vaginal de dos productos de higiene íntima de pH muy distintos al cabo de dos meses de utilización diaria: Saforelle Soin lavant doux, con un pH ligeramente alcalino, y Lactacyd, con un pH ácido. No se constató ninguna modificación en el pH vaginal. Esta es la prueba de que podemos utilizar indistintamente uno u otro de estos productos para un aseo íntimo diario (en ausencia de micosis, como veremos más adelante).

¿CUÁL ES EL MEJOR PRODUCTO DE HIGIENE?

Responder a esta cuestión no es tan sencillo como parece, porque surgen todo tipo de preguntas, como acabamos de ver: ¿lavar solo con agua?, ¿en pastilla o en gel?, ¿ácido o básico?... Y a estas se añaden otras tantas más: ¿una niña pequeña puede usar el mismo producto que su madre?, ¿una mujer menopáusica debe mantener las mismas costumbres en su aseo?, ¿hay que cambiar de producto en caso de ETS o de enfermedad genital? Veamos las respuestas a todos estos enigmas.

La higiene íntima, cuestión de *tempo* y de circunstancias

En la niña pequeña

La piel, y en particular la de la vulva de la niña pequeña, es más frágil que la de la mujer adulta, porque su contenido en agua es mayor (de un 75 a un 80 % frente a un 70 %), y esto la vuelve más vulnerable al riesgo de deshidratación. Además, la vulva no está protegida por la pilosidad, que retiene la humedad, y se muestra por tanto más sensible a las agresiones físicas, químicas y microbianas: pequeñas pérdidas de orina de la niña que se aguanta las ganas de hacer pis, secado deficiente o ausencia de secado tras la micción, transporte mediante unas manos sucias de bacterias provenientes de un foco infeccioso (resfriado, otitis, angina...).

La utilización de un producto de higiene adecuado para esta etapa de la vida se aconseja especialmente. Los geles de ducha desecantes o el jabón de Marsella agreden esta zona genital, provocando rojeces, escozor y, en ocasiones, una verdadera inflamación de la epidermis (dermatitis irritante, dermatitis cáustica...) con, por si fuera poco, un riesgo de infección.

El papel de la madre en el aprendizaje de la higiene íntima de su hija es esencial. Desde los cuatro o cinco años de edad, debe enseñarle cómo lavarse la vulva: extender el producto con la mano de delante hacia atrás, enjuagarse bien y secarse delicadamente con una toalla. Hay productos que respetan las particularidades de las mucosas de esta edad. En su defecto, el producto suave de la madre puede servir.

La madre también debe enseñarle a su hija a limpiarse cuando va al baño, siempre de delante hacia atrás, para no arrastrar gérmenes. Debe indicarle que orine tantas veces como necesite, sin aguantarse las ganas, y que vaya al baño en cada recreo cuando esté en el colegio.

Durante la regla

No hay ninguna razón para modificar el ritmo del aseo íntimo durante la regla ni para cambiar de producto de higiene. Sobre todo, nada de antisépticos durante este periodo en el que hay menos lactobacilos y la flora se encuentra más vulnerable.

Recomendamos la aplicación de cremas suaves e hidratantes si las compresas resecan demasiado la zona vulvar.

Tras una infección genital

Algunas mujeres prefieren lavarse solo con agua porque sufren irritaciones y molestias locales y piensan que es mejor para la piel. Bajo el pretexto de lo natural, rechazan el uso de productos de higiene íntima al igual que se prohíben los pesticidas en un césped *bio*. Mala idea, ya lo hemos dicho, porque el agua por si sola no basta para eliminar los gérmenes y los desechos microbianos de la piel (las manos lavadas únicamente con agua se quedan sucias...) y, lo que es más, los contactos repetidos con el agua alteran la película hidrolipídica de la piel y agravan la sequedad y la vulnerabilidad de la zona.

En caso de micosis recurrente, lo mejor es optar por un producto de pH ligeramente alcalino. Esto creará un clima desagradable para los hongos y limitará su multiplicación a nivel vulvar (ver el capítulo seis, «Cuando la flora se marchita... los microbios lo celebran»).

Por el contrario, con vaginosis bacteriana o ETS, no se deben modificar las costumbres de aseo. Por naturaleza, habrá que evitar los productos con antisépticos químicos.

Con diabetes

En las mujeres diabéticas, las pérdidas de agua son más importantes, a nivel íntimo también. En efecto, la concentración elevada de glucosa en sangre (definición de la diabetes) conlleva una demanda de agua de las células a la sangre para restablecer el equilibrio y el consiguiente aumento del volumen sanguíneo total, así como de la cantidad de orina emitida a diario. Esta pérdida de agua (inicialmente en el interior de las células) produce una sequedad de los tejidos que se experimenta tanto a nivel de la piel como de las mucosas: boca, vagina, etc. Además, el riesgo de infección es mayor en las mujeres con diabetes, debido a los trastornos inmunitarios asociados a esta enfermedad. A nivel ginecológico, esto se traduce en un aumento del riesgo de micosis. Esa es la razón por la que la higiene íntima debe responder en estos casos a dos objetivos: luchar contra la sequedad de los tejidos y limitar el riesgo de infecciones, en particular de micosis. Por ello, deberá utilizarse un producto hiperhidratante y más bien alcalino (pH próximo a 7).

Después de un parto, de una intervención quirúrgica o en la menopausia

Después del parto, la región comprendida entre el ano y la vulva se encuentra muy frágil. Puede que haya sufrido un traumatismo mecánico durante el paso del bebé; a veces se le ha practicado una episiotomía. Además, la caída vertiginosa del nivel de estrógenos se acompaña de sequedad en toda la zona genital. Los primeros días, se recomienda un aseo con un antiséptico (sobre todo en caso de episiotomía); a continuación la zona debe enjuagarse y secarse cuidadosamente (se seca mediante toquecitos, con una toalla limpia).

Ahora más que nunca, el aseo ha de efectuarse desde la vulva hacia el ano para evitar contaminar la zona vulvovaginal con gérmenes de origen intestinal. Al cabo de una semana, se podrá sustituir el antiséptico por un producto suave y sobre todo muy hidratante. No debe abusarse del aseo, aunque calme la sensación desagradable momentáneamente... En exceso (más de dos veces al día), puede agravar las irritaciones.

La inestabilidad de los músculos pelvianos también puede provocar pérdidas de orina, con dos consecuencias: por una parte, una agresión química directa en la zona vulvar debida al contacto repetido con la orina, y por otra, una agresión mecánica, causada por el uso casi permanente de compresas o protegeslips. Por supuesto, debe llevarse a cabo una reeducación perineal asociada a la aplicación de estrógenos locales. El aseo con un producto calmante e hidratante junto con el uso de una crema hidratante suele producir un rápido alivio.

Con respecto a las mujeres menopáusicas pueden tratarse con probióticos, que han demostrado un efecto beneficioso sobre esos problemas urinarios (ver el capítulo ocho: «Probióticos: instrucciones de uso»).

Lo que hay que recordar

La higiene íntima no solo es un gesto de limpieza que se incluye en el ritual diario. No se lava una el sexo como nos lavamos las manos o los dientes cada día. Esta zona es frágil. Protege los órganos internos, por ejemplo la vagina, y participa en el bienestar de la mujer y en su vida sexual.

En el centro de numerosas publicidades o seudoinformaciones y heredera de falsas creencias, la mujer suele mostrarse perpleja a la hora de elegir un método de higiene íntima. Los profesionales de la salud tienen su parte de responsabilidad en este asunto, que data de la noche de los tiempos, y aun así no se han dado cuenta todavía del interés de ofrecer buenos consejos. Una acción preventiva sería esencial para limitar los desajustes íntimos y, en ocasiones, transformar la vida de las mujeres.

Diez consejos esenciales

- Uno o dos aseos diarios, no más.
- No lavar únicamente con agua clara.
- Evitar los jabones clásicos o el jabón de Marsella.

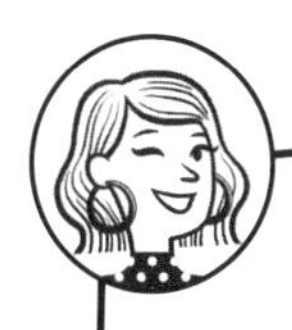

TRES FALSAS IDEAS DE LAS QUE DESHACERSE

1. Las micosis se contagian en la piscina, en la sauna, en los baños árabes, en talasoterapia, por los gérmenes «que rondan por el agua».

¡Falso! No hay gérmenes rondando por todas partes. Sin embargo, los productos antisépticos del agua de las piscinas pueden irritar las mucosas que ya estén frágiles por una micosis. Por ello, quienes sufran esta fragilidad, antes del baño pueden aplicarse una crema protectora* sobre la zona para «aislar» la mucosa del contacto con el agua. Puede desarrollarse una micosis debido a que las levaduras microscópicas presentes en la vagina de cualquier mujer (las famosas Candidas) se aprovechan del calor y la humedad ambiente.

¿La solución? Cambiar el bañador mojado por uno seco en cuanto se sale del agua. En las sesiones de talasoterapia, donde los tratamientos con agua se aplican a menudo, en lugar de secarse la vulva con la toalla, es mejor utilizar un papel absorbente desechable después de cada tratamiento. Así se evita el contagio potencial de hongos a través de la toalla.

2. A menudo acusamos a los vaqueros ajustados, los tangas y la ropa interior de nailon de desequilibrar la flora vaginal.

Se ha exagerado mucho el papel de estos últimos como desencadenantes de micosis. A pesar de ello, el hecho de llevar ropa interior sintética no aumenta el riesgo de micosis.[29] No hay ningún estudio epidemiológico que haya revelado relación alguna entre ambos. Sin embargo, algunas mujeres se siguen quejando de que las irrita. No es cuestión de negar estas irritaciones; existen, pero son de origen mecánico y no microbiano. Le corresponde a cada mujer saber si está más cómoda con unas bragas de algodón o con un tanga.

* Bépanthène crema o Cicalfate, por ejemplo.

3. La bicicleta, la equitación u otros deportes de contacto del mismo tipo pueden provocar una molestia mecánica. De hecho, provocan síntomas fáciles de confundir con los de la vaginosis bacteriana (irritaciones, quemazón, dolores). Existen cremas o pomadas* que se aplican a título preventivo o después del esfuerzo para lograr una vuelta a la normalidad.

- Evitar el gel de ducha corporal.
- No utilizar antisépticos químicos a diario.
- Privilegiar los verdaderos geles íntimos (más hidratantes).
- Beber suficiente agua (al menos un litro y medio al día) y con regularidad, para paliar la deshidratación y la sequedad de la zona íntima.
- En caso de micosis recurrentes, emplear un producto de pH ligeramente alcalino (seguir con él a diario, fuera de los episodios de micosis).
- Iniciar a las niñas pequeñas en la higiene íntima.
- Resistir a la tentación de lavarse más en caso de infecciones o durante la regla, ya que es inútil e incluso contraproducente.

* Ver la nota de la página anterior.

Capítulo 6

CUANDO LA FLORA SE MARCHITA... LOS MICROBIOS LO CELEBRAN

1

GOLPE BAJO

Escena del día. En la vagina de Emma.

Dos bichos patógenos en plena discusión.

—Oye, ¿te has dado cuenta? Los lactobacilos llevan unos días con mal aspecto —dice *Gardnerella*.

—¡No me extraña, con la cantidad de cigarrillos que se fuma, los tiene asfixiados a los pobres! —contesta *Candida*.

—¿Y si aprovechamos la ocasión? Es ahora o nunca, antes de que cambie de actitud.

—Tienes razón, *Gardnerella*. ¡Voy a reunir a las tropas y le aplicamos el kit completo!

—¡De acuerdo! Yo me encargo del olor de la vagina.

—¡Venga! Date prisa, un olor a pescado podrido bien fuerte, ¿vale?

—¡Descuida! Se va a enterar... ¡y su novio también! Le voy a preparar un lote de cadaverina y putrescina.

—Yo me marcho a prepararle una micosis de la que se va a estar acordando toda la vida. Con quemazones de lo más flipantes, picores terribles y pérdidas... puaj, ¡repugnantes!

—¡Me encanta! ¡Esperemos que no nos envíe a esos dichosos probióticos, darían al traste con todo!

2

EN EL QUE LOS ENEMIGOS NO SIEMPRE ESTÁN DONDE LOS ESPERAMOS: LAS INFECCIONES VAGINALES Y DE ORINA DIRECTAMENTE LIGADAS AL DESEQUILIBRIO DE LA FLORA

¡Al año se producen no menos de mil millones de infecciones vaginales, de la vulva o de orina, en mujeres de todo el mundo! La mayoría de esas infecciones están ligadas a los microorganismos de la vagina en sí, y no a gérmenes importados del exterior, en concreto durante las relaciones sexuales.

En el transcurso de esas infecciones vehiculadas por enfermedades de transmisión sexual, la flora íntima se transforma en un verdadero campo de batalla: inflamación local, quemazón, picores, pérdidas vaginales de diversos colores, olores nauseabundos... ¡unos síntomas lejos de pasar inadvertidos!

En realidad, la mayoría de las infecciones vaginales (y a veces urinarias) son el fruto de un simple desequilibrio de la microbiota íntima; por lo general, la pareja no tiene nada que ver en ello, salvo algunas excepciones. Se trata de cepas microbianas ya presentes en el lugar en estado natural que en un determinado momento se desarrollan y se hacen con el poder. El desequilibrio de la flora se conoce como **disbiosis**. Esta palabra significa, simplemente, que el equilibrio se ha roto. Es el caso de ciertas enfermedades muy conocidas por las mujeres y que no se transmiten sexualmente: las micosis, las vaginosis bacterianas y las cistitis. Estas patologías expresan de manera visible el caos que se da a escala microscópica y la guerra que libran todas esas pequeñas poblaciones de la vagina y de la vulva.

LA MICOSIS (O CANDIDIASIS): LA GUERRA DEL FUEGO

La micosis (también llamada candidiasis) está ligada a la proliferación de una levadura microscópica, la *Candida albicans*. Esta infección afecta al mismo tiempo a la vulva y a la vagina.

La *Candida* está presente en la vagina de la mayoría de las mujeres en estado normal, y también en otras partes del cuerpo, como el intestino o la piel. Existen distintas variedades: *albicans, glabrata, krusei,* etc. En Francia, por ejemplo, del 85 al 90 % de los casos de micosis vaginal se deben a la *Candida albicans*. Es importante conocer todos estos especímenes y, sobre todo, reconocerlos... En efecto, las formas menos comunes provocan los mismos síntomas que las más habituales, pero no responden al mismo tratamiento, como vamos a ver.

Durante mucho tiempo se pensó que las candidiasis eran las infecciones ginecológicas más frecuentes, pues tres de cada cuatro mujeres presentaban al menos un episodio en su vida. Pero esta cifra, sin duda, es una exageración. En el momento presente se sitúa alrededor del 40 %, que sigue siendo una cifra importante: entre un 29 y un 49 % de las mujeres sufrirán una como mínimo una vez en la vida, y por lo menos un 9 % de ellas la sufrirán de manera recurrente al menos cuatro veces al año.[30]

¿Cuáles son los síntomas de la micosis?

Los síntomas normales (aunque no se den en todos los casos) de la micosis son los picores y quemazones en la vulva o en la entrada de la vagina, a veces acompañados de unas secreciones blancas (leucorreas) muy espesas, parecidas al yogur.

Las micosis no huelen mal, al contrario que las vaginosis, a las que nos referiremos más adelante.

Las micosis provocan dolor a veces al orinar, como las cistitis, pero con algunas diferencias. La ducha o el simple contacto de la ropa interior puede volverse desagradable.

Cuidado: las irritaciones y quemazones de la vulva pueden deberse a otras causas, como por ejemplo a la psoriasis vulvar o a ciertas alergias (por los componentes de un desodorante íntimo, del papel higiénico de color y perfumado, etc.). Resulta por tanto imprescindible que el médico establezca el diagnóstico adecuado si queremos beneficiarnos de un tratamiento correcto.

Cómo dejar de confundir las micosis con las cistitis

Las quemazones de la micosis pueden confundirse muy fácilmente con las de la cistitis. Todo ocurre en el mismo lugar, y se desconoce si es la vulva la que está afectada o la uretra (el canal que parte de la vejiga y se abre sobre la vulva). Dicho de otra manera, la mujer no sabe si debe tratarse con un óvulo antimicótico o con el antibiótico que usó para la cistitis anterior.

Es muy normal que nos cueste reconocer de qué infección se trata, pues tanto con la micosis como con la cistitis experimentamos una sensación de quemazón al orinar. No obstante, existen cuatro señales irrefutables para distinguirlas:

1. En caso de micosis, la quemazón es permanente, se orine o no.
2. Cuando se sufre micosis, los picores afectan a la vulva e incluso al ano.
3. La micosis suele acompañarse de secreciones blancas y espesas, poco corrientes en caso de cistitis.
4. Con cistitis, se tienen ganas de orinar cada cinco minutos. Se miccionan unas gotas y, casi enseguida, entran ganas otra vez. En ocasiones hay algo de sangre, aunque no se trata de un factor de gravedad, es solo que la mucosa de la vejiga está irritada.

Cómo dejar de confundir la micosis con la psoriasis vulvar

Se trata de dos enfermedades que prácticamente comparten los mismos síntomas: idénticos picores y quemazones, lesiones parecidas y una piel roja y lisa (sin costra).

A veces, con la mejor intención, las mujeres se tratan con óvulos antifúngicos, y esto les funciona durante dos o tres días, pero luego ya no sirve de nada. No solo vuelven los síntomas, sino que se acompañan de un desequilibrio de la flora debido al tratamiento inadecuado.

Hay cuatro indicadores precisos que permiten diferenciar la psoriasis de la micosis:

1. No hay pérdidas blancas en caso de psoriasis.
2. Con psoriasis, la comezón se limita al exterior, a la piel de la vulva, mientras que con micosis, el prurito se localiza también en la entrada de la vagina y en su interior.
3. Si se examina la vulva con un espejo, la rojez (eritema) es perfectamente simétrica y tiene unos límites muy

definidos en caso de psoriasis; con la micosis, la rojez está «desmigajada» sin bordes fijos.

4. Si se sufre psoriasis, el eritema se sitúa a menudo a la altura del monte de Venus (por encima del clítoris) y del pubis, lo cual no ocurre nunca con una micosis.

¿En qué consiste el tratamiento de la micosis aislada?

Como el responsable de la micosis es un hongo, el tratamiento consiste en un antimicótico (o antifúngico). A menudo se trata de un simple óvulo de liberación prolongada, cuya acción se extiende de tres a cinco días.* El óvulo ha de colocarse en la vagina.

La micosis también afecta a la vulva, así que se debe tratar con una crema antifúngica, que se extiende por los labios y el pliegue de las nalgas si fuera necesario. Si olvidamos el exterior, ¡corremos el riesgo de recaer!

También existe un tratamiento que puede administrarse por vía oral. Esto es una verdadera ventaja, porque la administración oral permite no tener que introducir óvulos u otras cápsulas en una vagina ya irritada de por sí. Muchas mujeres aseguran que el tratamiento por vía vaginal les resulta eficaz pero les agrava durante varios minutos la sensación de quemazón. Como nada es perfecto, el comprimido por vía oral tiene a su vez un inconveniente: tarda un poco más de tiempo en actuar, el tiempo que se necesita para que el principio activo llegue a su destino y opere plenamente.

Los síntomas suelen desaparecer por completo en dos o tres días como máximo con el óvulo vaginal, y en tres o cuatro días con un tratamiento por vía oral. En la mayoría de los casos resulta inútil repetir el tratamiento. Pero no hay que olvidarse de

* Gynopévaryl, Lomexin, Monazol...

utilizar la crema antifúngica en la vulva una vez al día entre cinco y siete días, sea cual sea la administración del tratamiento, vaginal u oral.

Si al cabo de ese lapso de tiempo no hubiera ninguna mejoría, eso indicaría que el tratamiento no funciona (ver el capítulo siete, «¿Por qué fracasan tanto los tratamientos clásicos?»).

En caso de micosis importante, puede que el médico recete un segundo óvulo (o la toma de un nuevo comprimido) para eliminar las esporas que pudieran volver a germinar. Es pura precaución. En principio, la micosis debería haberse eliminado ya desde los primeros días.

Si se trata de un episodio aislado de micosis, la toma de probióticos no es imprescindible. Sin embargo, habrá que utilizar obligatoriamente un producto de higiene calmante, para ayudar a la desaparición de los picores y otras irritaciones, y que sea a su vez ligeramente alcalino para limitar la proliferación de las *Candida* de la vulva, que adoran los medios ácidos.

¿La pareja tiene que tratarse?

Si la pareja no presenta ningún síntoma ni lesión en el glande –es lo normal en el 99 % de los casos–, la dejamos tranquila.

Sin embargo, todavía es habitual que a muchos hombres el médico, el farmacéutico o incluso su pareja los incite a emplear crema antifúngica, incluso aunque esto no presente ningún interés, pues la micosis no es una infección de transmisión sexual: la pareja no puede, de ninguna manera, ser la causa de las recaídas de su compañera.

En muy raras ocasiones puede darse una inflamación del glande llamada balanitis, pero se trata normalmente de hombres diabéticos (más propensos a infecciones) o con particularidades anatómicas (como el prepucio algo más largo) que favorecen la proliferación de microorganismos en esta zona, sobre todo en casos de falta de higiene.

El caso particular de la micosis recurrente

Entre un 9 y un 10 % de las mujeres desarrollan micosis recurrente, es decir, con más de cuatro episodios al año. El tratamiento consiste en tomar un antifúngico por vía oral (fluconazol) cada semana, durante tres, seis o doce meses. Se recomienda la asociación con probióticos por vía vaginal para estimular las defensas naturales.

En el plano médico, las micosis no evolucionan hacia una patología más severa aunque estén mal o insuficientemente tratadas. Sin embargo, estas micosis reiteradas alteran mucho la calidad de vida. El ruido de fondo permanente de la quemazón íntima no solo afecta a la sexualidad sino también a la vida diaria de las mujeres. En varios países europeos[31] y en Estados Unidos se llevó a cabo un estudio con más de seiscientas mujeres afectadas por candidiasis recurrente, una enfermedad benigna pero incapacitante. Según el país, la duración media de cada episodio variaba de seis días y medio a siete y medio. La tasa de mujeres sujetas a un estado de ansiedad o depresivo alcanzaba al 53 % de las que sufrían estas micosis de repetición frente al 20 % de la población general. Es interesante tener en cuenta que este estado depresivo se da durante los brotes pero persiste igualmente fuera de ellos. Alrededor del 50 % de las mujeres afectadas señalaban un efecto negativo en su vida cotidiana (incluida la sexual) y profesional, con una tasa de absentismo laboral media de treinta y tres horas al año.

Se trata, pues, de una infección sin gravedad médica pero con un impacto global sobre la vida diaria muy negativo.

LA VAGINOSIS BACTERIANA: LA GUERRA DE LOS OLORES

Junto a la micosis vaginal, la vaginosis se disputa el pódium de la infección genital más frecuente: de cada cien mujeres con pérdidas vaginales anormales, algo más de tercio sufre una vaginosis bacteriana; algo menos de tercio, una candidiasis vaginal, y el resto, vaginitis bacterianas (debidas a bacterias normalmente presentes en la vagina), ETS o pérdidas vaginales no infecciosas.

Hasta hace poco, apenas se hablaba de la vaginosis. Los médicos de la generación anterior no recibían ninguna formación específica al respecto. Se metía todo en el mismo saco y se empleaban equivocadamente los términos *micosis* y *vaginitis no especificada*. Afortunadamente, en la actualidad contamos con una mayor información.

La vaginosis bacteriana es el prototipo del desequilibrio de la flora, con una desaparición o una rarificación de los lactobacilos (recordemos que constituyen entre el 85 y el 90 % de la microbiota íntima). Como a la naturaleza le horroriza el vacío, el resto de los microorganismos presentes en el estado normal pero en cantidades muy discretas hasta ese momento aprovecha para ampliar su territorio.

La vaginosis no está ligada a un solo tipo de microorganismo (como ocurre con la micosis y las cándidas). Se trata de una proliferación de gérmenes anaerobios de la vagina, muy tenaces, que se desarrollan al abrigo del aire: *Prevotella, Gardnerella vaginalis, Atopobium vaginae*… Así, existen decenas. Los científicos los denominan BAV: ¡bacterias asociadas a la vaginosis! ¡Solo por el nombre ya huelen fatal!

¿Cuáles son los síntomas de la vaginosis bacteriana?

El principal síntoma de esta patología es el olor característico de las secreciones vaginales. Las bacterias que proliferan en el lugar producen unas aminas aromáticas de nombre evocador: la cadaverina y la putrescina. Estos derivados volátiles huelen todavía peor cuanto más aumenta el pH vaginal. De la noche a la mañana, la vagina huele a pescado podrido, y el olor aumenta tras las relaciones sexuales. ¿Por qué? A causa del esperma. Este incrementa el pH vaginal (puesto que es alcalino), y a la cadaverina y la putrescina les viene de maravilla.

Las mujeres que sufren de vaginosis tienen a veces la sensación de que todo el mundo puede percibir su olor íntimo. Están constantemente oliendo su ropa interior para comprobarlo. Tienen que estar tranquilas: no huelen nada «por fuera», pero esta sensación se les ha quedado grabada y les provoca duda y sufrimiento. Su vida social puede verse muy perturbada.

El olor viene acompañado de unas secreciones muy líquidas y abundantes, más bien grisáceas, al contrario que las secreciones de las micosis, que son más compactas. Cuando aparecen asociadas estas dos señales (olor más secreciones), el médico no puede equivocarse.

Sin embargo, si no se diera el olor característico (esto puede suceder), se necesitaría lo que se denomina un *sniff test* para confirmar el diagnóstico: con ayuda de un hisopo, se toma una muestra de secreción vaginal y se coloca sobre un portaobjetos al que se añade una gota de potasio. Este reactivo es muy alcalino y hará que se revelen las aminas aromáticas. Además, en caso de vaginosis el pH vaginal medido siempre será superior a 4,5.

Todos estos elementos pueden comprobarse en la misma consulta del ginecólogo, y el diagnóstico se establece muy rápidamente.

¿En qué consiste el tratamiento?

Un cierto número de médicos de familia o de ginecólogos siguen prescribiendo antibióticos, normalmente metronidazol (a razón de dos comprimidos de 500 miligramos al día durante siete días) o una dosis única de secnidazol (a razón de un sobre de 2 gramos). Sin embargo, hay que evaluar la situación, ya que los antibióticos, por muy eficaces que sean, no siempre son la mejor solución, y a veces podrían bastar unos probióticos (ver el capítulo ocho, «Probióticos: instrucciones de uso»).

¿La pareja tiene que tratarse?

No, no hay que tratarla. Sin embargo, hasta que desaparezca la infección es preferible usar preservativo durante las relaciones sexuales para evitar, simplemente, el contacto de la mucosa (¡y de la flora!) con el esperma alcalino. Se necesitan varios días para restablecer un poco de orden y equilibrio en la cavidad vaginal. Luego, podremos dejar que los espermatozoides retocen en total libertad.

Hay que señalar que algunos estudios hablan de una posible transmisión sexual, porque la vaginosis aparece sobre todo en caso de cambio de pareja o de parejas múltiples. Pero en ningún estudio publicado se ha visto que el tratamiento de las parejas masculinas permitiera reducir el riesgo de recaída de la vaginosis bacteriana. Lo que sí se ha comprobado, y ya lo hemos señalado, es que la transmisión sexual es perfectamente posible en el seno de las parejas de mujeres homosexuales. En estos casos, el tratamiento de ambas es imprescindible.

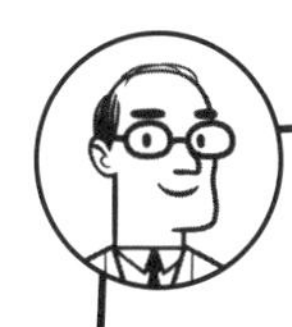

CUANTAS MÁS VAGINOSIS, MAYOR RIESGO DE ETS

Las mujeres que padecen vaginosis bacteriana tienen mayor riesgo de contraer una ETS. Los *Lactobacillus crispatus* y *gasseri* (lactobacilos protectores más frecuentes en las mujeres sanas) ejercen una acción directa sobre el crecimiento de las *Chlamydia* o de los gonococos (causantes de la gonorrea). Combaten igualmente «la banda de los tres terribles»: el virus del herpes, el VPH y el VIH. En el caso de un encuentro desafortunado, ¡las mujeres con vaginosis tienen un 60 % más de riesgo de contraer el VIH! Para la *Chlamydia* el riesgo aumenta en un 50 %, y para el gonococo... ¡en un 250 %! La explicación es lógica: o los lactobacilos no están haciendo su trabajo y han dejado de inhibir la multiplicación de los gérmenes o la inflamación local ha generado unos fenómenos inmunitarios que han acabado con unas defensas insuficientes que dejan entrar a cualquier microorganismo que ande suelto (en una relación no protegida, por ejemplo) sin oponerle una resistencia digna de ese nombre.

LAS INFECCIONES URINARIAS O CISTITIS: CAOS EN LA VEJIGA

Las infecciones urinarias están ligadas a la colonización de la uretra, el conducto que lleva la orina hacia el exterior, y de la vejiga por una banda de gérmenes llegados del intestino. Por eso se los llama «enterobacterias».

Normalmente, los mafiosos son tres: *Escherichia coli* (colibacilo), *Proteus* y *Klebsiella.* El primero acapara el 75 % de las infecciones urinarias. *Ex aequo*, el segundo y el tercero se reparten casi todo el resto de las infecciones.

Hay otros personajes igualmente poco recomendables que también pueden provocar altercados en esta zona (el *Staphylococcus saprophyticus*, por ejemplo), pero su presencia es mucho menos habitual. Por fortuna, estas bacterias no pasan directamente del intestino a la vejiga, sino que toman el camino cutáneo (trayecto entre el ano y la entrada de la vagina) y transitan por el «vestíbulo» (la entrada de la vagina) antes de ensañarse con la uretra y la vejiga. En ese vestíbulo, los sistemas de defensa deben, en principio, ejercerse plenamente, gracias a la presencia de numerosos lactobacilos protectores. Pero cuando la flora íntima está desequilibrada, la inmunidad cae y las enterobacterias se aprovechan de la situación para proliferar.

A menudo la cistitis se produce con la ayuda de una relación sexual. Las enterobacterias, propulsadas por los frotamientos amorosos, recorren el canal uretral (muy corto en la mujer, dos centímetros únicamente, y más largo en el hombre, unos quince centímetros). De esta manera, llegan fácilmente a la tierra prometida y se extienden por la vejiga a gran velocidad. ¡La longitud de la uretra explica por qué las mujeres desarrollan cistitis y los hombres no! Cuestión de centímetros.

La pared de la vejiga participa en el proceso de la infección urinaria. El escenario de la agresión es el siguiente: la pared de los colibacilos está recubierta de pequeños filamentos llamados pilios. Estos se aferran a la pared de la vejiga, como lo haría el Hombre Araña, que lanza su tela de araña hasta aproximarse a la fachada de un edificio. Los pilios no se fijan a cualquier sitio, sino precisamente a los receptores situados en la superficie de las células de la vejiga. Algunos de estos receptores contienen un azúcar, la manosa, por la cual la *E. coli* tiene una afinidad muy particular. Una vez bien aferrados al lugar, los colibacilos penetran en el interior de la pared vesical. Se multiplican formando colonias y provocan una inflamación: la cistitis.

¿Cuáles son los síntomas de la cistitis?

Quema horriblemente al orinar y la tortura resulta todavía más cruel, porque solo se emiten unas gotas y se tiene ganas de volver a orinar cada cinco minutos.

¿En qué consiste el tratamiento?

El tratamiento de la cistitis se basa en tratamientos cortos, de uno a tres días, con antibióticos. Además, hay que respetar obligatoriamente ciertas reglas higiénico-dietéticas: beber mucha agua (un mínimo de un litro y medio al día), no aguantarse las ganas de orinar, utilizar los productos adecuados de higiene íntima (ver el capítulo cinco, «La higiene íntima o las virtudes de la sencillez»), limpiarse de delante hacia atrás después de defecar, etc.

En busca de nuevas armas preventivas, el modo de fijación particularmente ingenioso de estas bacterias ha intrigado a los investigadores, que han logrado desarrollar un bloqueo igual de hábil. Puesto que los pilios se aferran a los receptores que contienen manosa celular, basta con enviarles un señuelo o, dicho de otro modo, manosa libre. Este azúcar, que se absorbe por la boca, se elimina por la orina. Transita, pues, por la vejiga. La manosa libre se extiende y alcanza los pilios de los colibacilos presentes; llegan incluso a «despegar» los colibacilos ya fijados a la pared vesical y todo se elimina en la siguiente micción. La dosis recomendada es de 2 gramos al día durante al menos seis semanas. ¡Sencillo, natural y eficaz!

El nuevo método de prevención viene a completar al arándano. Esta pequeña baya que porta el nombre científico de *Vaccinium macrocarpon* actúa por un mecanismo muy similar. También impide la fijación de los gérmenes patógenos a la paredes de la vejiga, y previene así las recaídas. Sin embargo, tras varios años de utilización, se ha constatado que la eficacia del arándano es moderada y muy variable según qué estudio. Su eficacia óptima está ligada a la utilización del extracto de *Vaccinium macrocarpon* en dosis con el suficiente principio activo –el caso de la mayoría de los productos vendidos en farmacia– y por tratamientos largos de varias semanas (ver el capítulo siete, «¿Por qué fracasan tanto los tratamientos clásicos?»).

¿Existen factores que favorezcan de las cistitis?

Sí. La proliferación de nuestros tres maleantes *Escherichia coli*, *Proteus* y *Klebsiella* a nivel intestinal se produce junto a episodios de estreñimiento o en el transcurso de enfermedades inflamatorias crónicas del colon. Esta afluencia bacteriana resulta más peligrosa si la vagina está desequilibrada y no puede asegurar correctamente su defensa. Las enterobacterias tienen entonces la gran oportunidad de colonizar a sus anchas el vestíbulo, la uretra y, a continuación, la vejiga. Varias cepas de lactobacilos han demostrado una acción directa contra los colibacilos, lo cual abre la vía a posibilidades de prevención con probióticos.

Muchos otros factores intervienen en las crisis y recaídas más frecuentes (ver el capítulo siete, «¿Por qué fracasan tanto los tratamientos clásicos?»).

LOS DOLORES CRÓNICOS DE LA VULVA

Después de infecciones recurrentes como la micosis crónica o tras un traumatismo local (operación, herida...) o un trauma psicológico (agresión sexual...), pueden aparecer dolores en

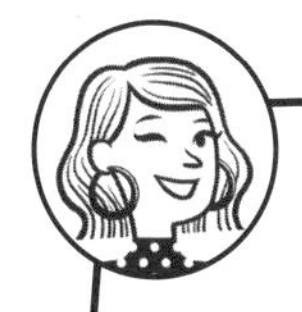

¡AQUÍ TAMBIÉN SE DEJA A LA PAREJA TRANQUILA!

Con las cistitis de la mujer ocurre lo mismo que en casos de micosis: debido a que a menudo aparecen después de la relación sexual, muchas mujeres siguen imaginándoles un misterioso origen sexual. Que ambos miembros de la pareja se traten en caso de verdadera ETS está bien e incluso resulta indispensable. Pero ¡que ambos se traten por una micosis o una cistitis no sirve de nada!

la vulva. Se conocen con el nombre de vulvodinias, y pueden ser permanentes o activarse con las relaciones sexuales.

Son dolores que se deben a una gran sensibilidad de las terminaciones nerviosas de la vulva. Algo así como un sistema de alarma desajustado que se activaría a la mínima de cambio.

Cuando el dolor es ligero y aparece únicamente durante las relaciones, se puede empezar el tratamiento con geles lubricantes, aplicándolos antes de las relaciones (geles a base de ácido hialurónico, por ejemplo). Los probióticos vaginales serán útiles para limitar el riesgo de una recaída infecciosa.

En casos más complicados, el médico prescribe una crema anestesiante que se extiende por las zonas dolorosas al menos dos veces al día durante varias semanas, o incluso meses, y actúa directamente sobre las terminaciones nerviosas irritadas. Puede ir asociada con unas dosis muy bajas de antidepresivos, que reducirán igualmente el exceso de irritabilidad nerviosa.

Por último, en los casos más rebeldes, las sesiones de relajación vaginal con un quinesioterapeuta especializado ayudarán a eliminar contracturas locales y a liberar tensiones nerviosas.

Se han obtenido resultados favorables también con sesiones de láser con CO_2.

El acompañamiento psicológico de las pacientes es fundamental, por un lado, para gestionar posibles traumas del pasado y por otro, como verdadero complemento del tratamiento antidolor.

3

LAS ENFERMEDADES DE TRANSMISIÓN SEXUAL

Acabamos de ver que la mayoría de las infecciones se deben a un desequilibrio de la flora vaginal. En el caso de las enfermedades de transmisión sexual (ETS) todo es más complicado, porque en un inicio los síntomas son discretos y casi inexistentes. El diagnóstico suele establecerse mucho más tarde, con las consecuencias a veces serias que podemos imaginar.

En el caso de las infecciones de transmisión sexual, se trata de una batalla que por lo general se libra de manera silenciosa, sin que se note nada al principio. No hay síntomas o son muy leves e indoloros pero, años después, durante un análisis o una consulta de rutina, el médico descubre una infertilidad (infección por *Chlamydia*) o un cáncer (infección por el virus del papiloma humano), entre otros (existen más de una decena de ETS en nuestras latitudes).

GÉRMENES DISCRETOS LLEGADOS DE FUERA, SIN COMPLICACIONES SI SE TRATAN PRECOZMENTE

El virus del **herpes genital** afecta por sí solo a doscientos sesenta y siete millones de mujeres al año en todo el mundo. Otra infección causada por una pequeña bacteria llamada *Chlamydia trachomatis* pone en su punto de mira a ciento treinta y un millones de individuos al año.

La **sífilis** y el **gonococo** no se quedan atrás, ya que han protagonizado un retorno abrumador, con cinco millones y medio de casos nuevos de sífilis al año y setenta y ocho millones de gonococias. Pero puede que conozcas a esta última por otro nombre, el de **blenorragia** (o gonorrea). Un dato curioso: en Francia, entre 2010 y 2012, el número de casos aumentó en más de un 60 %.

Sin embargo, la mayoría de las ETS se curan y no presenta complicaciones si se tratan precozmente. El problema es que, en la mujer, al contrario que en los hombres, muchas de estas ETS son silenciosas y apenas se manifiestan. Por eso es difícil detectarlas por un síntoma preciso.

En lo que respecta a la *Chlamydia*, potencialmente responsable de la infertilidad a medio plazo, en el mejor de los casos pueden detectarse secreciones fuera de lo normal, a veces una pequeña quemazón al orinar o molestias durante las relaciones, pero, francamente, nada muy alarmante. A menudo es durante un control sistemático después de haber tenido relaciones no protegidas o un cambio de pareja cuando se descubre la presencia de esta infección.

Con el gonococo suele ocurrir lo mismo. Es cierto que algunas mujeres pueden tener pérdidas amarillentas o verdosas con quemazón, pero ocho de cada diez no presentan ningún síntoma o los síntomas son menores y no preocupantes.

Un recién llegado a la escena amorosa es el ***Mycoplasma genitalium,*** el único de la numerosa familia de bacterias llamadas «micoplasmas de transmisión sexual». No es en el sentido estricto una infección de aparición reciente, sino que las técnicas de identificación de esta bacteria han tardado mucho tiempo en desarrollarse. El *Mycoplasma genitalium* es responsable de algunas ETS casi tan frecuentes como la *Chlamydia trachomatis*, con unos síntomas igual de discretos pero un riesgo de complicaciones muy presente: infecciones de las trompas de Falopio en la mujer, prostatitis en el hombre.

En cuanto al **virus del papiloma humano** (VPH o papilomavirus), a veces hay que esperar semanas para que aparezcan las primeras señales, o incluso meses o años (hasta decenas de años).

Según el tipo de VPH, la infección puede provocar lesiones benignas, verrugas genitales también llamadas condilomas, o lesiones a la altura del cuello del útero capaces de generar cáncer de cuello del útero a largo plazo. Las cepas de VPH potencialmente cancerígenas matan a tres mujeres al día en Francia, lo que representa un verdadero escándalo sanitario por dos razones: para empezar, existe una vacuna eficaz para prevenirlo, y además un procedimiento de detección fiable, el frotis, permite detectar lesiones en el cuello del útero mucho antes del estadio de cáncer. El frotis es un sencillo examen casi indoloro que consiste en extraer, con un pequeño cepillo, células del cuello del útero para buscar anomalías relacionadas con el VPH. Debe practicarse primero cada año y, luego, cada tres años en caso de dos frotis normales seguidos.

No nos cansaremos de repetirlo: existen dos vacunas para proteger a las mujeres de esta infección de consecuencias a veces catastróficas desde un punto de vista médico, y siempre perturbadora para su vida sentimental y sexual. Las vacunas protegen eficazmente contra el 70 % de las cepas de VPH carcinógenas, es decir, aquellas cuya expresión genética favorece la aparición del cáncer, pero sigue siendo necesario un seguimiento con frotis de manera regular para descartar otras posibles lesiones debidas a virus no cubiertos por la vacunación. Una tercera vacuna que protege del 90 % de las cepas de virus carcinógenas está empezando a comercializarse. Los ginecólogos reciben con regularidad a pacientes infectadas por VPH que se arrepienten amargamente de haberse dejado llevar por las campañas que desacreditan a estas vacunas. En Francia, menos de un 25 % de las jóvenes se vacuna frente al más del 80 % de otros países europeos. Comenzar la vida amorosa con unas sesiones de crioterapia o de láser, aunque sea por unos condilomas benignos, no es realmente la manera ideal de alcanzar la realización sexual... ¡Así que vacuna a tu hija a partir de los once años y antes de que tenga sus primeras relaciones sexuales para prevenir el cáncer de cuello del útero!

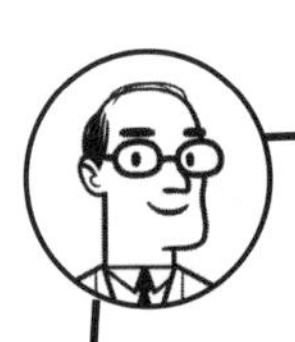

¿DE DÓNDE VIENE EL TEMOR A LA VACUNA CONTRA EL PAPILOMA?

Los reparos que genera la vacuna anti-VPH vienen principalmente de lo que los medios o Internet difundieron sobre la vacuna de la hepatitis B, a pesar de que unos estudios metódicos y destacados con población vacunada y no vacunada demostraron que los casos de esclerosis múltiple observados tras la vacunación habrían surgido de todas formas en la población estudiada. Se culpó a la vacuna a pesar de que se trataba de coincidencias estadísticas previsibles. Con la vacuna anti-VPH, en Francia se está asistiendo al mismo fenómeno y a las mismas preocupaciones. ¡En otros países eso no ha ocurrido! Con las vacunas, al igual que con cualquier medicamento, hay que tener en cuenta la relación beneficio/riesgo y los efectos secundarios que no se pueden evitar. Se inyecta un producto activo, capaz de provocar una reacción, afortunadamente benigna en la mayoría de los casos. El problema de las vacunas es que de lo que se trata es de protegerse de una enfermedad que todavía no tenemos, por eso nos es más difícil aceptar el mínimo efecto secundario.

Varios millones de mujeres jóvenes ya han sido vacunadas en el mundo. El balance de la AFSSAPS (Agencia Francesa de Seguridad Sanitaria de los Productos de Salud)* publicado en mayo de 2009[32] a partir de datos de un observatorio europeo independiente establece lo siguiente: en más de un millón de jóvenes vacunadas con Gardasil®, con una perspectiva que alcanza a veces los dieciocho meses, se señalaron mil trescientos incidentes. Se trataba principalmente de problemas conocidos, benignos y pasajeros (en el 85 % de los casos): dolores en el lugar de la inyección, fiebre, erupción (pequeños granitos) de tipo urticaria y síncopes. Rara vez se informó de fiebres altas y dolores articulares y musculares, así como manifestaciones autoinmunes del tipo de la desmineralización (algo que sucede en la esclerosis múltiple), la artritis o casos de lupus, sin que pudiera establecerse un vínculo directo de causa-efecto con la vacunación. Una vez más, con o sin vacuna, se habrían podido detectar estos problemas en la población general. El único efecto secundario grave que se le puede atribuir es una enfermedad nerviosa llamada síndrome de Guillain-Barré, pero se trata de un efecto secundario muy raro: de uno o dos casos por cada cien mil vacunas.

Recordemos para qué sirve verdaderamente una vacuna: para inocular un germen inofensivo en el organismo que estimula las defensas inmunitarias y lo incita a fabricar anticuerpos para eliminar al intruso. Nuestro organismo memoriza la reacción que tiene que desarrollar para defenderse y nos protege de la enfermedad si el elemento patógeno se presenta de nuevo.

* Rebautizada en el 2012 Agencia Nacional de Seguridad del Medicamento y de los Productos de Salud (abreviada como ANSM).

El papel preventivo de la microbiota en caso de ETS

El desequilibrio de la microbiota vaginal (disbiosis) es un factor que aumenta el riesgo de contraer una ETS, porque las defensas locales se han debilitado, así como el riesgo de que la enfermedad evolucione más rápidamente.

El caso del virus del papiloma humano

Una mujer que contrae el VPH lo eliminará más difícilmente en caso de disbiosis vaginal. Por el contrario, la presencia de ciertos lactobacilos como el *L. gasseri* permite desembarazarse más fácilmente de él[33] (el término científico sería «aclaramiento»). Lo que es más, en caso de persistencia del VPH a la altura del cuello del útero, la gravedad de las lesiones (que pueden ir de simples lesiones precancerosas a un cáncer invasivo) se asocia a una disminución del número de lactobacilos.

Hablando claramente, cuanto más desequilibrada esté una microbiota, más riesgos tiene la mujer portadora de una infección por VPH cancerígeno de desarrollar lesiones graves de cuello del útero.

El caso del VIH

Esto se aplica también en el caso del VIH (virus responsable del sida). Al contrario de lo que se cree, la tasa de transmisión del VIH hombre-mujer es bastante baja: se puede romper el preservativo y no producirse el contagio de la pareja o mantener una relación con un desconocido seropositivo y salir indemne, ya que la contaminación es de una por cada entre doscientas y dos mil exposiciones al virus... siempre y cuando la microbiota vaginal sea normal.[34] La baja transmisión está ligada al moco vaginal, que forma una protección eficaz contra la penetración del virus. ¡Cuidado! Esta estadística no da en ningún caso permiso para despreocuparse: el preservativo es indispensable. Es difícil contagiarse pero ¡a veces solo con una vez basta!

Además, en caso de desequilibrio de la flora, las estadísticas son mucho menos favorables. Varios factores aumentan el riesgo de transmisión:

1. La vaginosis bacteriana provoca una reacción de defensa de la mucosa vaginal y el consiguiente aflujo de células, que son objetivos formidables para el VIH.
2. La disminución del número de lactobacilos conduce a un aumento del pH. Y el VIH se encuentra en condiciones mucho mejores para pasar al ataque cuando aumenta el pH. De modo que una mujer con un desequilibrio de la microbiota tiene mucho más riesgo de contraer el VIH transmitido por su pareja sexual.
3. Para el hombre, el desequilibrio de la microbiota vaginal es igualmente perjudicial, porque favorece la multiplicación del VIH en su pareja y aumenta, por tanto, el riesgo de que esta se lo transmita. Un estudio[35] ha llegado a calcular de manera muy exacta la desventaja de una microbiota vaginal anormal o, mejor dicho, la ventaja de una microbiota vaginal normal, dominada por *Lactobacillus crispatus*. El riesgo de excreción del virus en las secreciones vaginales, y por tanto el riesgo de transmitirlo a la pareja, se reduce en un 35 %.

AUNQUE SEA BENIGNA, UNA ETS NO ES AGRADABLE

El **herpes genital** tiene mala reputación, aunque se trata de una infección benigna cuyas principales complicaciones son las psicológicas (el herpes asusta) y la tensión que engendra en el

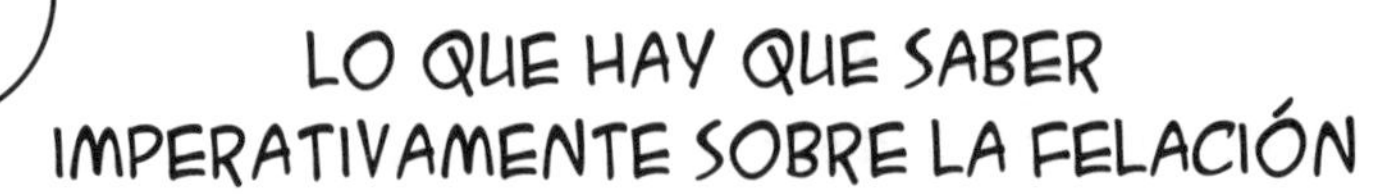

LO QUE HAY QUE SABER IMPERATIVAMENTE SOBRE LA FELACIÓN

La felación no es tan segura como parece. Es una penetración, al igual que la penetración vaginal o anal. **Todas las infecciones de transmisión sexual, excepto el VIH, para el que el riesgo es menor, se transmiten con la misma frecuencia durante la felación**. En efecto, la mayor parte de las nuevas infecciones por el virus del herpes se produce por felación (o por *cunnilingus*), y esto es solo un ejemplo entre muchos otros.

Para minimizar al máximo el riesgo durante esta práctica, es mejor no lavarse los dientes justo antes, pues esto fragiliza la encía, favorece el sangrado y permite mucho más fácilmente el contagio. Por otro lado, existen preservativos perfumados más agradables para este uso y modelos sin lubricante.

La microbiota de la boca tiene menos recursos que la vaginal para limitar la proliferación de gérmenes patógenos. Por tanto, **la mujer que durante una relación sexual con penetración vaginal realiza una felación, tiene más riesgo de contagiarse por ETS a nivel de la garganta que a nivel vaginal**.

De manera general, utiliza un preservativo con cualquier nueva pareja. Ya lo dejaréis cuando ambos os hayáis hecho un reconocimiento (citología vaginal, posiblemente anal y de la garganta; análisis de orina en el hombre, y análisis de sangre) y vuestra relación parezca duradera.

Importante: el análisis de sangre es totalmente insuficiente para descartar por completo las ETS. En efecto, solo tiene en cuenta el VIH, la sífilis y la hepatitis; en ningún caso la *Chlamydia,* los gonococos y otras bacterias.

seno de la pareja. Sus primeras manifestaciones pueden aparecer unos quince días después de la transmisión (primoinfección) o bien años después (primomanifestación). La primoinfección puede pasar desapercibida o diagnosticarse como una micosis, y unos meses o años después –hasta diez años más tarde– aparece el brote de herpes clásico, perfectamente identificable. El contagio se produce por penetración vaginal, anal o felación, al igual que el resto de las ETS. También por *cunnilingus*; es, de hecho, la única ETS, junto con la sífilis, que se contrae por esta práctica. Una vez que el virus penetra en el organismo, se agazapa en los ganglios nerviosos situados a lo largo de la columna vertebral y se queda ahí en estado latente durante meses o años, antes de resurgir debido al estrés o al cansancio extremo, por ejemplo. Ahora sabemos que una microbiota vaginal desequilibrada favorece el contagio por el virus del herpes genital.[36]

Lo que es válido para esta ETS lo es también para el **virus del papiloma humano**, responsable de pequeñas verrugas genitales en los labios genitales y en el pene o de lesiones más graves en el cuello del útero. La duración de la incubación, es decir, el periodo entre el contagio y la aparición de las primeras manifestaciones de la enfermedad, puede ser de varios años. El miembro indemne de la pareja no puede acusar al otro de infidelidad alguna, porque en muchos casos el contagio se produjo antes de comenzar su relación, aunque nunca es muy agradable que reaparezca el amante anterior de tu pareja en forma de virus.

Aunque de manera involuntaria, algunos profesionales de la salud añaden a veces sospecha al caos. Ante una infección por *Ureaplasma*, por ejemplo (una especie de micoplasma), podrían afirmar equivocadamente que el contagio viene de la pareja, debido a una infidelidad. Sin embargo, esta infección es muy frecuente en la mujer y se debe a un microorganismo que se desarrolla normalmente en el interior de la vagina. Con estrés o por una higiene inadecuada (con la consiguiente fragilidad de la flora), este microorganismo puede tomar la delantera en el ecosistema vaginal y provocar una infección. A pesar de ello, algunos médicos evocan torpemente un origen sexual... y con toda naturalidad aconsejan que se trate sistemáticamente a la pareja. Esto suele interpretarse como que la pareja se la ha transmitido después de una infidelidad. ¡Se avecinan disputas en el horizonte!

Importante, antes de que la pareja *implosione*

Está claro que, en caso de ETS, la idea de un contagio sexual se encuentra siempre subyacente. Aunque a una mujer con bronquitis por lo general le es indiferente saber quién fue el que estornudó en el metro y la contagió, a esta misma mujer no le da lo mismo si se trata de *Chlamydia*, por ejemplo. Lo normal es que quiera saber con claridad quién fue la pareja que se la transmitió.

Sin embargo, la única enfermedad en la que es posible afirmar que una relación contagiosa ha tenido lugar recientemente, fuera de la pareja si hubo infidelidad, es la blenorragia (o gonococia). Esta se manifiesta esencialmente en el hombre entre tres y cinco días tras una relación sexual no protegida. Sus síntomas son violentas quemazones al orinar, con secreción de pus por el pene. La pareja puede tener la misma quemazón en la vagina y secreciones amarillentas o verdosas o, al contrario, unas manifestaciones muy discretas, como ya vimos antes. En caso de localización en la faringe, es decir, infección durante la felación, los síntomas son casi inexistentes.

En el resto de las infecciones que se transmiten por una relación sexual no protegida con preservativo es imposible ponerle fecha al momento de la transmisión y, por tanto, culpar de ella a la pareja que se tenga en ese momento.

¿Cuándo hay que tratar a la pareja también?

Al contrario de lo que ocurre con las micosis, las vaginosis bacterianas o las cistitis –que no son infecciones de transmisión sexual, recordemos–, cuando uno de los miembros de la pareja tiene síntomas de ETS se recomienda que el otro también se realice los análisis necesarios, e incluso se trate, para evitar una partida de *ping-pong*. No siempre nos inmunizamos contra algunos virus, bacterias o parásitos de transmisión sexual. Por ejemplo, cuando en unos análisis de laboratorio se descubre una infección por *Chlamydia* en un hombre o una mujer, hay que tratar obligatoriamente a la pareja de manera sistemática, pues la enfermedad puede evolucionar silenciosamente en ambos sexos.

Que los hombres, a los que suele preocuparle que se ocupen de su pene, estén tranquilos: la exploración es indolora, la mayoría de las veces se prescriben análisis de sangre o de orina. Y la penescopia consiste únicamente en examinar con lupa la piel del pene, los testículos y los pliegues del ano.

Si se sufre una ETS, en caso de más de una pareja, el riesgo de contagio se multiplica, de modo que habrá que descartarla, o si es necesario tratarla, en todas las personas implicadas.

EN CASO DE SOSPECHA DE ETS

Ante la menor duda, consulta siempre con tu médico.

Síntomas que deben ponerte sobre alerta

Lesiones en la vulva

- Vulva roja, irritada o inflamada, a menudo con quemazón y picor (se puede ver en un espejo).
- Pequeñas úlceras o heridas, a veces indoloras.

- Verrugas en ocasiones muy numerosas y que crecen muy rápidamente.

Síntomas vaginales

- Secreciones vaginales anormales (abundancia, color, olor).

Lesiones en el pene

- Zona roja, irritada e inflamada, a menudo con quemazón y picor.
- Pequeñas úlceras o heridas, a veces indoloras.
- Verrugas en ocasiones muy numerosas y que crecen muy rápidamente.
- Secreciones espontáneas (pus).

Síntomas urinarios

- Quemazón al orinar.

Síntomas en el ano

- Lesiones (granos, erosiones o fisuras, etc.), quemazón, dolores, sangrado...

Síntomas de infección del útero y las trompas

- Dolor durante las relaciones.
- Dolor anormal en el bajo vientre o sensación de pesadez.
- Sangrado anormal fuera de la regla.
- Fiebre.

(Fuente: Instituto Alfred-Fournier, http://www.institutfournier.org)

¿Cuándo y cómo hacerse un chequeo?

Sin volvernos paranoicos después de cada relación sexual, debemos razonablemente considerar descartar cualquier ETS en tres situaciones:

1. Cuando hemos corrido un riesgo (relación sin protección, felación incluida, y ruptura del preservativo).
2. Cuando dudamos de la fidelidad de la pareja.
3. Cuando haya síntomas o lesiones sospechosas.

¿Dentro de qué plazos?

- En las ETS clásicas (gonococos, *Chlamydia...*): unos días después de la relación de riesgo.
- En la sífilis: unas tres semanas después de la relación de riesgo.
- En el VIH: seis semanas después de la relación de riesgo.

¿Qué pruebas de detección hacerse?

El análisis de sangre solo detecta el VIH, la sífilis y las hepatitis. Para las otras ETS se practica un análisis de orina en el hombre y una citología vaginal en la mujer. La mujer también puede tomarse ella misma la muestra en el laboratorio (automuestra vestibular) con un hisopo que le proporcionan allí. Sin embargo, aunque se trata de una práctica fiable, no hay nada que reemplace al examen practicado por el especialista en persona.

¿Dónde acudir para estas pruebas?

Al médico de cabecera, al ginecólogo o a un laboratorio de análisis clínicos.

Capítulo 7

¿POR QUÉ FRACASAN TANTO LOS TRATAMIENTOS CLÁSICOS?

1

UNA LUCHA SIN CUARTEL

En una vagina, tras una infección...

Diálogo entre *Gardnerella vaginalis* (GV) y *Candida albicans* (CA).

GV: ¡Anda! ¡Menuda infección! ¿Ves, *Candida*? ¡Siempre es mejor unir fuerzas! ¿Has visto qué peste?

CA: Sí, ¿y tú has visto cómo quema? Como era de esperar, ha reaccionado bien. Fue enseguida al médico, y el óvulo antifúngico que le han mandado no les ha gustado nada a mis tropas...

GV: Tienes razón, ¡entre mis filas, el antibiótico ha sido como la matanza de Texas!

CA: Sin embargo, a nosotros, el antibiótico no nos ha sentado nada mal, ¡a mí me llena de energías!

GV: Claro, y a mí también, ¡ya verás cómo me regenero! Mira los lactobacilos: si estaban en baja forma antes de la infección, ahora es peor... ¡Desde luego, ellos no van a ser los que nos impidan comenzar de nuevo!

CA: Bueno... Esperamos dos semanas, el tiempo de reponernos, y volvemos a la batalla, ¿eh, *Gardnerella*?

GV: ¡Encantada! Pero esperemos que no se trate con probióticos...

2

NOS ADENTRAMOS EN TERRITORIO ENEMIGO: CÓMO ACTÚA UN MICROBIO Y CÓMO DERROTARLO

¿Por qué, en el área de las enfermedades íntimas de la mujer, los antibióticos, y en especial los antiinfecciosos (antifúngicos y antivirales), fracasan tanto o, más exactamente, no consiguen evitar las recaídas? Para entenderlo, proponemos una pequeña incursión de descubrimiento por territorio enemigo, el de los microbios agresores. Veremos la forma en la que se las arreglan para declararnos la guerra total, una guerra encarnizada por la que la vagina paga un alto precio y cuyos tratamientos provocan, en ocasiones, tantos destrozos como los mismos patógenos, ¡cuando una intervención focalizada sería mucho más eficaz!

En 1900, la esperanza media de vida no alcanzaba la cifra de los cincuenta años. Hoy, las francesas pueden esperar llegar a los ochenta y cuatro y medio y los franceses casi a los setenta ocho.* Lo nunca visto. Estas cifras vertiginosas deben mucho a

* La media española se sitúa actualmente en ochenta y cinco en el caso de las mujeres y en ochenta en el de los hombres.

la disminución de la mortalidad infantil, la mejora de la higiene, una alimentación más sana y el descubrimiento, aunque pasó desapercibido al principio, de los antibióticos (ver el recuadro siguiente). Se estima que han permitido por sí solos prolongar la esperanza de vida en una decena de años; de hecho, han frenado un buen número de epidemias mortales en todo el mundo y curado a millones de pacientes.

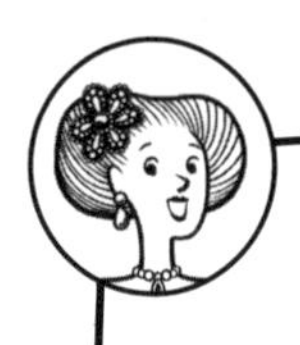

UN DESCUBRIMIENTO A LA VUELTA DE VACACIONES

El 3 de septiembre de 1928, el escocés Alexander Fleming vuelve a su querido laboratorio del hospital Saint-Mary de Londres, después de las vacaciones. Encima de la mesa de laboratorio siguen unas placas de Petri en las que había estado cultivando estafilococos. Durante su ausencia, las bacterias han sido colonizadas por un velo aterciopelado de color verdoso. El investigador se dispone a tirarlo todo a la basura pero se lo piensa mejor. Las examina con atención y constata que alrededor de las colonias de estafilococos no ha crecido nada. ¿Se debería a las esporas del hongo *Penicillium notatum* utilizadas por su compañero de mesa? ¿Habrían contaminado estas su propio cultivo y frenado el desarrollo microbiano? Fleming se limita a anotar su observación en un informe y no ocurre nada durante años.
En 1939, el británico Howard Florey y Ernst Boris Chain, un bioquímico alemán huido del nacismo, se centran en los trabajos de Fleming, imaginándose el alcance potencial de lo ocurrido. Si no creció nada, seguramente fue porque la levadura inhibió la proliferación bacteriana. Consiguen purificar la penicilina, volviéndola más estable y menos tóxica. También la producen a mayor escala. El 25 de mayo de 1940, Florey la inyecta en varios ratones infectados por

dosis mortales de estafilococos. Los pequeños roedores que han recibido la penicilina sobreviven. Los otros no, sucumben enseguida. El científico consigna entonces en su cuaderno de laboratorio: «¡*Parece un milagro!*». A continuación, los resultados se publican en una revista de renombre, *The Lancet*... pero no atraen la atención de nadie. Es verdad que están en plena guerra. Las bombas llueven sobre Londres, el ejército alemán amenaza con invadir el país. ¡Los ingleses tienen otras cosas en las que pensar antes que en las virtudes de la penicilina! Y, sin embargo, va a ser precisamente durante la guerra cuando la primera persona, un adolescente, se cure de una grave infección purulenta gracias a este tratamiento.
La imparable carrera de los antibióticos acababa de comenzar. La penicilina comenzaría a utilizarse para curar a los soldados afectados de neumonía, sífilis o blenorragia.
En 1945, Fleming y los otros dos investigadores que habían tomado el relevo recibirían el Premio Nobel de Medicina. El escocés sería incluso elevado por la reina a la categoría de noble.
Desde entonces, se han descubierto muchos otros tipos de penicilinas. ¡También hay *Penicillium* en el roquefort! Es el famoso moho azul verdoso, el mismo que confiere al queso su sabor tan particular.

¿CÓMO SE VUELVE PELIGROSO UN MICROORGANISMO?

Para infectar un órgano, se ha comprobado que una bacteria, una levadura, un parásito o un virus pueden hacerlo de dos maneras:

1. Atacando directamente el tejido o la mucosa.
2. Secretando toxinas, venenos que alteran el funcionamiento correcto del órgano.

En la vagina, la *Candida albicans*, hongo microscópico, entra en la primera categoría, la del ataque directo, franco y masivo. La levadura se desarrolla en forma de esporas inofensivas. Pero por la influencia de algunos acontecimientos externos ya examinados (ver capítulo cuatro, «Los venenos de la flora»), empieza a extender sus filamentos como el Hombre Araña. Los filamentos van penetrando en la pared vaginal, disocian las células que recubren la mucosa y fragmentan de este modo las capas superficiales y profundas de la vagina. La muralla de la fortaleza se desmorona poco a poco.

La agresión física conlleva una inflamación y dolores, picores, quemazón, una sensación permanente de ardor, secreciones blancas... Y la guinda del pastel: la cándida puede además secretar unas toxinas, como la candidina, que agravan la inflamación local.

En la segunda categoría estarían las bacterias, como ciertos estreptococos o los estafilococos dorados, que producen toxinas agresivas para la mucosa y, a veces, cuando pasan a la sangre y se expanden por todas partes, para el organismo entero. Esto último es, precisamente, lo que ocurre con el síndrome del *shock* tóxico, que se produce por llevar un tampón un tiempo prolongado durante la regla. El estafilococo dorado libera sus toxinas, que franquean la pared de la vagina, frágil durante la regla, y pasan a la sangre con el consiguiente riesgo, a veces mortal, de infección generalizada.

El temible enemigo ha lanzado su tela de araña y el médico debe optar por la mejor estrategia contra él. Tiene dos opciones, a veces complementarias:

1. Recurrir a antiinfecciosos clásicos, muy eficaces, pero de acción beneficiosa limitada en el tiempo, por lo general.

2. Tratar el terreno para impedir que estos bichos, siempre al acecho para asestar el golpe, se multipliquen.

CONTRAATAQUE RÁPIDO Y CONTUNDENTE

Algunas infecciones hay que tratarlas IMPERATIVAMENTE con antibióticos: es el caso de ciertas ETS. Si el resultado del laboratorio indica la presencia de un germen patógeno, hay que cumplir con lo indicado en la receta del médico al pie de la letra.

Por ejemplo, la bacteria causante de la sífilis no tiene nada que hacer ni en la vagina ni en la vulva (ni en el ano ni en la garganta, de hecho). Ya te imaginarás que se trata de un invasor realmente peligroso. Contra ella, ni cuartel ni duda, hay que contraatacar rápido, fuerte y con el antibiótico adecuado.

Lo mismo ocurriría con la *Chlamydia,* los gonococos, los *trichomonas,* el VPH, el virus del herpes o el VIH. Se trata de cuerpos extraños y siempre peligrosos que hay que destruir de una forma u otra (con ayuda de antibióticos, antivirales, antiparasitarios, etc.) o al menos limitar su poder dañino.

Por tanto, se trata de localizarlos y de aplicarles a continuación un tratamiento adecuado que evite la resistencia microbiana, lo cual es posible.

Cuando los gérmenes se resisten

El ejemplo del gonococo es emblemático. Esta bacteria es la causante de la blenorragia o uretritis gonocócica, conocida más familiarmente como gonorrea. Se trata de una de las ETS más frecuentes del planeta: setenta y ocho millones de casos en 2016, según la OMS. Francia contabiliza por sí sola quince mil casos al año, con un aumento del 1.000 % entre 2001 y 2012,* debido

* Centre National de Référence des Gonocoques, Institut Fournier, París.

esencialmente a una disminución del uso del preservativo y a un menor miedo del sida.

Esta ETS se transmite durante las relaciones sexuales por contacto vaginal, anal u oral. Y el gonococo (de nombre científico *Neisseria gonorrhoeae*), al igual que muchas otras bacterias, encuentra normalmente la manera de frenar a los antibióticos con los que se combate, tanto es así que los médicos están obligados a actualizarse constantemente sobre esta resistencia para no prescribir un tratamiento ineficaz, que aumentaría el riesgo de complicaciones en el paciente. El Instituto Alfred-Fournier, que colabora con el Centro Nacional de Referencia sobre Gonococos francés, publica cada año un informe sobre la sensibilidad de este germen a los distintos antibióticos. Si cada tres o cuatro años no se modifican estos fármacos, el tratamiento fracasa. Desgraciadamente, ya lo sabemos, los gérmenes han aprendido a ofrecer resistencia.

Una vez prescrito el tratamiento adecuado, hay que anticiparse a lo que pueda venir.

En las pacientes más frágiles (con antecedentes de vaginosis o de micosis), un tratamiento antibiótico durante más de una semana presenta el riesgo de desequilibrar la microbiota vaginal, con la consiguiente vaginosis o micosis, o ambas. El tratamiento antibiótico estaría favoreciendo... ¡una nueva infección! Por eso habrá que combinarlo con probióticos.

Sin embargo, si a estas mismas mujeres se las trata con antibióticos de dosis única (una inyección o varios comprimidos en una sola toma), los probióticos no serán necesarios, pues el antibiótico no tendrá tiempo de causar demasiados daños. Desafortunadamente, este tipo de tratamiento de dosis única no es aplicable a todas las bacterias causantes de ETS (como ocurre, por ejemplo, con el *Mycoplasma genitalium*).

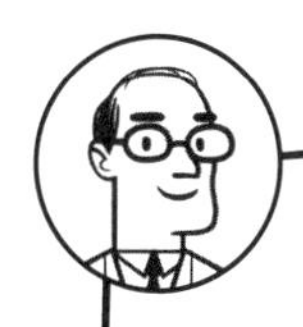

NO SE INTERRUMPE NUNCA UN TRATAMIENTO CON ANTIBIÓTICOS. CORREMOS EL RIESGO DE AUMENTAR LA RESISTENCIA

Cuando acortamos la toma de un tratamiento con antibióticos, generalmente porque nos sentimos mejor, todavía quedan muchas bacterias patógenas en el organismo. «Las bacterias que hayan sobrevivido continúan actuando y pueden volverse resistentes al antibiótico –explica Rob Knight, director de investigación sobre el microbioma de la Universidad de California, en San Diego–. Si el médico nos prescribe de nuevo ese antibiótico, hay muchas posibilidades de que resulte ineficaz y nos arriesgamos entonces a contagiar a otras personas. Por esta razón, nunca hay que interrumpir un tratamiento con antibióticos y siempre hay que respetar la receta médica».

Mientras que una dosis alta de antibióticos lo mata o lo inhibe (casi) todo, una dosis baja favorece la mutación del genoma del microorganismo nocivo. Dicho de otra manera, su ADN es modificado de manera duradera. El microorganismo adquiere así genes de resistencia. Cuando tomamos antibióticos a dosis bajas o durante demasiado poco tiempo, «estamos proporcionándole al patógeno todas las herramientas que necesita para esquivar los medios que utilizamos para destruirlo», añade el investigador.

El último balance sobre resistencia al antibiótico, realizado en ciento cuarenta y cuatro países y publicado el 30 de abril de 2014 por la Organización Mundial de la Salud (OMS), dibuja un panorama no muy tranquilizador, la verdad. «A menos que las numerosas partes a las que concierne actúen urgentemente de manera coordinada, el mundo se encamina hacia una era posantibiótico en la que las infecciones corrientes y las heridas menores que hemos podido curar durante décadas podrían volver a matar», previene el doctor Keiji Fukuda, subdirector general de la OMS para la seguridad sanitaria.

3

TRATAR CON MÁS DELICADEZA LOS DESEQUILIBRIOS DE LA FLORA

Para los «sencillos» desequilibrios de la flora, la opción más razonable es adoptar una estrategia centrada en el equilibrio del territorio vaginal. Es también lo más provechoso a largo plazo. Aun cuando nos parezca que los destrozos de estos desequilibrios son enormes (dolor, quemazón, secreciones que huelen mal, relaciones sexuales dolorosas, etc.).

Recuérdalo bien: la intensidad de los síntomas no es en absoluto proporcional a la importancia de la enfermedad. Una afección benigna puede causarte muchos problemas mientras que ciertas ETS de consecuencias potencialmente graves se manifiestan (al menos al principio) sin ningún síntoma.

MICROBIOS CONTRA LACTOBACILOS

Lo hemos visto bien a lo largo de los capítulos anteriores: la vagina y la vulva están pobladas por una multitud de microorganismos de forma natural que viven en comunidades y son inofensivos hasta cierto punto. No obstante, en cuanto les damos rienda suelta, expresan su poder destructor. En términos más científicos, hablaríamos de «comensales potencialmente patógenos». Estos potenciales alborotadores son de muchos tipos: *Candida albicans,* estafilococos dorados, *Gardnerella vaginalis, Atopobium vaginae, Escherichia coli...* Resumiendo, unos individuos que esconden una cierta agresividad detrás de sus bucólicos nombres.

No vienen de Marte ni de Venus, viven ahí, en el estado normal de la vagina o de la vulva, pero todos pueden volverse peligrosos cuando las defensas locales se debilitan. Es un universo despiadado, en constante equilibrio entre la defensa y la agresión. Si la policía, constituida por lactobacilos, deja que la banda de delincuentes gane terreno, estos no dudarán en desatarse. Sin embargo, si la policía cumple con su trabajo, ¡no nos enteraremos de que están ahí! Por desgracia, entre las filas de los lactobacilos existen unos traidores, los *Lactobacillus iners*, que, en caso de revuelta, en lugar de ponerse del lado de las fuerzas del orden, se unen al grupo de los alborotadores, y resulta difícil localizarlos en el campo contrario. En el mejor de los casos, estos lactobacilos traidores dejarán que los malvados actúen sin detenerlos; en el peor, participarán en el caos vaginal favoreciendo la secreción de una toxina, la *inerolysin*, capaz de destruir las células vaginales y crear una reacción inflamatoria.

Imagínate: llegas al laboratorio de análisis clínicos para un frotis vaginal. ¿Y qué ven en la muestra estudiada? ¡Un buen número de lactobacilos! El médico, tranquilizado, concluye que no hay problema ninguno. Y, sin embargo, a ti te duele y está claro que sufres un desequilibrio de la microbiota vaginal. «¡No pasa nada! –te dirás–, pediré un análisis más detallado para ver qué población de lactobacilos es la de la muestra, si los "polis buenos" o los "delincuentes malos"». El problema es que nos hallamos apenas en los comienzos de este tipo de distinciones bacteriológicas y un análisis así pertenece todavía a la investigación experimental. No van a poder hacértelo en el laboratorio de la esquina y, desde luego, no ahora, sino de aquí al 2030, como en nuestro escenario de ciencia ficción, lo más probable.

De manera que hoy por hoy no podemos saber si albergamos una mayoría de lactobacilos buenos (*L. crispatus*, por ejemplo) o de traidores (*L. iners*). Por eso el médico que solicita el análisis no debe fiarse totalmente de lo que muestre la bacteriología. Tendrá que volver a lo «fundamental», es decir, a tus sensaciones y a la exploración clínica, aunque los análisis del laboratorio sean una ayuda irreemplazable en la mayoría de los casos.

La inflamación, señal de caos vaginal

En la gran mayoría de los casos, un microbio es peligroso porque crea una reacción inflamatoria. Ya conoces la inflamación. Cuando te clavas una astilla en el dedo, además de doler se pone caliente, rojo e inflamado. Es la señal de que el organismo acaba de enviar a la zona su ejército de glóbulos blancos. Estos secretan unas armas químicas (las citocinas inflamatorias) para luchar contra los microorganismos patógenos. Los cadáveres resultantes de esa lucha se eliminan en forma de pus y la inflamación aguda queda controlada.

En la vagina sucede lo mismo: los glóbulos blancos (leucocitos) patrullan y neutralizan a los gérmenes. El médico que observa en el resultado de un frotis numerosos estreptococos, por ejemplo, y una abundancia de leucocitos sabe así que hay inflamación, prueba de una infección, y receta el antibiótico adecuado (opción número uno).

Por el contrario, si ese mismo análisis revelara un gran número de microorganismos pero leucocitos en baja cantidad, eso significaría que la mucosa solo está desequilibrada. E incluso cuando se acompañe de unos síntomas muy desagradables, señal de sufrimiento vaginal, los antibióticos o un potente antiinfeccioso no servirían de nada; peor aún, pues exterminarían a los lactobacilos protectores y agravarían el desequilibrio de la flora.

Un estudio de gran calidad, publicado recientemente en un congreso en Ámsterdam,[37] muestra que las penicilinas, las ciclinas y los macrolidos, antibióticos frecuentemente prescritos en este tipo de patologías, destruyen la mayoría de los lactobacilos, provocando así un desequilibrio que puede asentarse durante varios meses. Hay, pues, que privilegiar aquí el método no agresivo y centrado en el terreno.

No todos los microorganismos peligrosos se distinguen necesariamente por una inflamación. Los hay que actúan solapadamente, multiplicándose en un silencio traicionero antes de que los daños, muy serios en ocasiones, sean perceptibles. Así es como funciona la *Chlamydia*, por ejemplo...

No nos cansaremos nunca de repetirlo: la ausencia de síntomas no es sinónimo de buena salud. Hay que apostar por el chequeo preventivo.

¿Por qué se ha instalado el desequilibrio?

Finalmente, la única pregunta que hay que hacerse es bastante sencilla: ¿a qué se debe la presencia de estos alborotadores? Si estos individuos están presentes en gran número será porque se lo habremos permitido.

Imagina que, hace unos días, has estado tomando antibióticos por una sinusitis o una angina, o bien que no llevas la higiene adecuada (te lavas demasiado, insuficientemente o con productos que no son adecuados). Además, fumas y tienes carencia de estrógenos. Todas estas razones han terminado favoreciendo que se desarrollen estas amenazadoras poblaciones, causantes de tus síntomas.

Tratarse con antiinfecciosos sin plantearse la pregunta de por qué has sufrido la invasión de esos patógenos es tratar el problema por encima y correr el riesgo de que fracase el tratamiento o de sufrir recaídas recurrentes.

Antes que nada, es necesario volver a crear las condiciones adecuadas en la vulva y la vagina para su correcta defensa, con una armada de lactobacilos protectores restaurada.

¿Cuándo tomar antibióticos?

El análisis del médico resulta todavía más arduo cuando la intensidad de los síntomas no es obligatoriamente proporcional a la gravedad de la anomalía vaginal y no aclara las armas terapéuticas que deben utilizarse.

Tu médico se planteará entonces tres preguntas:

1. ¿Hay reacción inflamatoria?
2. ¿Hay síntomas?
3. ¿Se ha establecido la presencia de gérmenes peligrosos (por ejemplo, los causantes de una ETS) mediante un análisis de sangre u orina o un frotis vaginal?

MICOSIS: POR QUÉ FRACASAN A VECES LOS TRATAMIENTOS CLÁSICOS

En caso de quemazón vaginal o secreciones que hagan pensar en una micosis, la mayoría de las mujeres van a la farmacia sin pasar por el médico y compran un antimicótico, que por lo general suele funcionar.

El problema es que los síntomas pueden resurgir al cabo de varios meses, semanas o incluso días. Surgen entonces algunas cuestiones:

¿De verdad es una micosis?

Existen otras infecciones con síntomas idénticos y enfermedades de la piel no infecciosas que se manifiestan de forma similar. El tratamiento antiinfeccioso será, pues, ineficaz en el mejor de los casos y agresivo en el peor. Entre las dermatosis más frecuentes de la vulva, la psoriasis es la que más puede confundirse con la micosis, debido a sus síntomas: picores, quemazón de la vulva y rojeces difuminadas por toda la zona e incluso en el pliegue anal o en el pubis. No obstante, una señal diferenciadora importante entre la micosis y la psoriasis es que, en el caso de la última, no hay pérdidas vaginales. El tratamiento consiste en cremas a base de cortisona. Por supuesto, las cremas antifúngicas son ineficaces en estos casos e incluso pueden agravar la psoriasis.

Si es una micosis, ¿es el tratamiento adecuado?

Existen distintos tipos de levaduras que provocan micosis, y no todas reaccionan por igual a los mismos medicamentos. Alrededor del 85-90 % de las micosis pertenecen a la *Candida albicans*; el resto corresponde a la *Candida glabrata* u otras distintas, y no responden del mismo modo al tratamiento clásico. El econazol o el fluconazol, dos productos muy utilizados, funcionan peor (e incluso no tienen ningún efecto, según las cepas) frente a las *Candida non albicans.* Un frotis permite identificar con precisión la variedad de *Candida* que ha causado la micosis (¡eso es fácil!)

para emplear el fármaco más adecuado. Por otro lado, sea cual sea la *Candida* de la que se trate, hay que asociar el tratamiento a una crema antimicótica para la vulva. Sin esta precaución esencial, estaríamos sanando la vagina de manera impecable, pero no la vulva. Los gérmenes subirán hacia la vagina y se implantarán de nuevo allí. Habremos perdido el tiempo.

¿Al cabo de cuánto tiempo es eficaz el tratamiento?

En función del modo de administración, la eficacia del tratamiento antimicótico será más o menos rápida. Los efectos del óvulo administrado localmente se notarán en uno o dos días, plazo en el que el dolor, los picores y la quemazón habrán desaparecido por completo.

El comprimido administrado por vía oral tiene unos efectos algo más lentos: habrá que contar de tres a cuatro días para una eficacia plena, el tiempo que tarde el principio activo en llegar a su destino.

Si al cabo de ese tiempo no se constata mejoría o persisten los síntomas, es señal de que el tratamiento ha fracasado. No hay que dudar en consultar al médico.

El tratamiento es adecuado, pero ¿y la higiene?

La *Candida albicans* se desarrolla esencialmente en un medio ácido, y por eso hay que emplear productos ligeramente alcalinos que creen un ambiente menos propicio para el desarrollo de los hongos. Si el producto de higiene habitual es respetuoso con la flora, si no contiene antisépticos químicos, si es hidratante y ligeramente alcalino, se puede seguir utilizando durante la micosis (ver el capítulo cinco, «La higiene íntima o las virtudes de la sencillez»).

El tratamiento es adecuado, pero ¿no habrá una infección asociada?

¿No es cierto que podemos sufrir un resfriado, diabetes e hipertensión al mismo tiempo? Ocurre algo parecido a nivel íntimo: nada impide tener una micosis asociada a otra infección (una vaginosis, por ejemplo) que, si no ha sido detectada y no se trata también, volverá el tratamiento general ineficaz. La micosis puede crear tanto ruido de fondo con su quemazón y sus irritaciones que amortigüe el resto de los síntomas. Una vaginosis también puede pasar desapercibida porque el olor tan característico que provoca no es sistemático. Como en un paso a nivel, ¡casi siempre es el tren que hace más ruido el que esconde detrás al más peligroso!

¿No será más bien un problema de desequilibrio de la flora, en lugar de una micosis?

En ese caso, los antiinfecciosos serían inútiles e incluso agravarían la situación. Lo mejor es tratar este problema de fondo con ayuda de probióticos para recuperar el equilibrio y evitar las recaídas. Con sus humildes recursos focalizados (detallados en el capítulo ocho, «Probióticos: instrucciones de uso»), bloquean perfectamente a los alborotadores y reequilibran la vagina; acidifican la zona recreando un medio hostil para los gérmenes recalcitrantes; producen una sustancias, como las bacteriocinas, especie de antibiótico natural, que ataca a los enemigos; recubren la pared vaginal con una biopelícula protectora que impide a los agentes patógenos fijarse y proliferar, y consumen glucógeno, de manera que impiden que los gérmenes oportunistas lo aprovechen.

¿La pareja tiene algo que ver?

La respuesta es no. No es una infección de transmisión sexual en la inmensa mayoría de los casos.

Lo que hay que recordar

Cuando los tratamientos fracasan, se muestran insuficientes o hay recaídas, es indispensable consultar con el médico. Este se asegurará de que no se trata de un problema dermatológico y tomará una muestra para identificar los gérmenes implicados. Puede encontrarse con diferentes escenarios:

- Un desequilibrio de la flora, que hay que tratar con probióticos.
- Una *Candida non albicans*, que hay que tratar con un antifúngico específico y más adecuado.
- Una infección mixta (*Candida* + vaginosis, por ejemplo), que hay que tratar con un antifúngico asociado a probióticos.

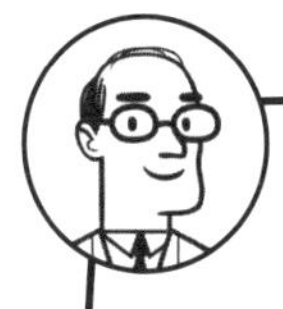

LAS FALSAS MICOSIS RECURRENTES

Algunas mujeres sufren de micosis recurrentes, con irritación local, aun cuando no parece haber ningún germen y, por tanto, ninguna infección. En estos casos se habla de «falsa micosis». Pero ¿de dónde vienen esos síntomas?

Si nos atenemos a las causas fisiológicas, puede tratarse de una bajada de hormonas, que conlleva una fragilidad de la mucosa reforzada por la sequedad vulvovaginal y el estrés (ver el capítulo cuatro, «Los venenos de la flora»). También puede que haya una razón más psicológica, debido al estrés que sufre la mujer. Como explica el ginecólogo y experto en psicosomática Sylvain Mimoun en *Sexo y sentimientos* (De Vecchi Ediciones, 2006): «En un terreno ya fragilizado hormonalmente, este síntoma repetitivo puede servir de válvula de seguridad. Como con la olla exprés, el exceso de presión provoca la necesidad de una escapatoria. El silbato de la olla es el dolor que se sufre. Como se adivina, este tipo de "micosis" tiene consecuencias nada despreciables sobre la sexualidad, que disminuye a causa del dolor o del miedo a que se reactive durante las relaciones sexuales. Cuidado, sin embargo, con los atajos simplistas: el síntoma destacado no siempre es un pretexto para dejar de cumplir con el "deber conyugal" hacia su pareja, una especie de explicación razonable y contingente de alguna manera; a veces se trata de un malestar cuyo origen más complejo ha de buscarse con ayuda de la psicoterapia. Si de este modo se consigue apaciguar, el dolor tendrá menos razones para existir como una válvula de escape».

Sea cual sea el origen de esas micosis recurrentes -psicosomático, hormonal o ambos-, su tratamiento consiste en tratar la troficidad vulvovaginal con probióticos u hormonas locales, una terapia psicológica e incluso ansiolíticos.

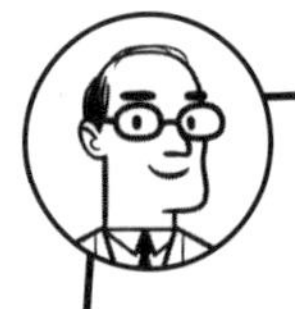

OTRAS FALSAS MICOSIS: LAS VULVODINIAS

Algunas mujeres se quejan de dolores, quemazón o irritación a la entrada de la vagina sin que se pueda detectar anomalía alguna durante la exploración clínica. Estos dolores no tienen nada de imaginario sin embargo. Se intensifican con el contacto y todavía más durante las relaciones sexuales, que se vuelven intolerables. Muy a menudo, las mujeres se tratan solas con cremas antifúngicas que, a largo plazo, solo agravan los problemas. Normalmente son mujeres que en el pasado han sufrido con frecuencia de micosis recurrentes

y se piensa que esas infecciones han podido fragilizar la mucosa del vestíbulo (entrada de la vagina). Existe también un componente neurológico, con una proliferación y una hipersensibilidad de los minúsculos receptores nerviosos de la zona.
Hay muchos tratamientos posibles: cremas anestésicas, neurolépticos, antifúngicos por vía oral, etc. También puede ayudar un acompañamiento psicológico (por parte de un ginecólogo psicosomático, por ejemplo) o psicosexual y sesiones de relajación vaginal impartidas por un quinesioterapeuta especializado.

VAGINOSIS BACTERIANA: POR QUÉ PUEDEN FALLAR LOS TRATAMIENTOS CLÁSICOS

Esta infección es el prototipo del desequilibrio de la microbiota vaginal, con una rarificación o una desaparición de los lactobacilos y la aparición de un conjunto de bacterias como la *Gardnerella* o el *Atopobium vaginae*. No se trata, pues, de una infección provocada por un solo germen, como en el caso de la micosis, sino de una infección debida al desarrollo de varias bacterias presentes naturalmente en la vagina.

La mayoría de estas bacterias se trata habitualmente con dos antibióticos: metronidazol y secnidazol. Su eficacia inmediata es excelente, con más de un 80 % de sanación. Pero un mes más tarde se observa ya un tercio de recaídas (33 %) y un año más tarde, hasta dos tercios (66 %), prueba de que los antibióticos no son realmente la mejor solución, ya que no permiten llegar al fondo del problema. De nuevo nos preguntamos: ¿por qué tantos fracasos?

¿De verdad es una vaginosis?

En ausencia del olor característico, un *sniff test* realizado por el médico durante la consulta permitirá un diagnóstico definitivo. Este test consiste en extender una muestra de secreciones vaginales de la mujer sobre un portaobjetos y añadirle una gota de una solución de potasio. En caso de vaginosis, se desprenderá un olor parecido al del pescado podrido, debido a las aminas aromáticas cadaverina y putrescina, presentes en las secreciones. El médico terminará de asegurarse del diagnóstico midiendo la acidez de la vagina. Si el pH supera 4,5 en una mujer no menopáusica, la vaginosis es casi segura.

Si es una vaginosis bacteriana, ¿es el tratamiento adecuado?

Algunas de las bacterias implicadas en la vaginosis bacteriana no se ven afectadas por los dos antibióticos citados anteriormente. Pon *Gardnerela vaginalis* y *Atopobium vaginae* en cultivo en una placa de Petri, añádeles estos antibióticos y seguirán proliferando tranquilamente.

En ese caso, ¿por qué las mujeres se sienten aliviadas por el tratamiento al principio? Y ¿por qué desaparece el mal olor? Sin duda porque los antibióticos administrados tienen un efecto sobre el resto de las bacterias vaginales no identificadas. Como la masa de microorganismos disminuye, en un primer momento se restaura la flora durante unas horas, incluso días, y los lactobacilos comienzan a reaparecer de manera progresiva. Pero, como las causas del desequilibrio no han sido tratadas manera radical, un mes más tarde, un tercio de las mujeres recae. De ahí la idea de que esos antibióticos no bastan o incluso son ineficaces.

Es el desequilibrio de la flora íntima lo que hay que tratar antes que nada. Cada vez son más los médicos que dejan de prescribir antibióticos en caso de vaginosis bacteriana y se limitan a los probióticos desde el primer episodio, con éxito en la mayoría de los casos.

Si el tratamiento es el adecuado, ¿qué otras causas favorecen la recaída?

Las causas serían una toma de antibióticos prolongada, el tabaco, una bajada hormonal (posparto, píldora en bajas dosis, menopausia...), una higiene inadecuada, etc. Cuando haya terminado de analizarlo todo, el médico podrá poner en marcha una estrategia coherente de prevención.

¿La pareja tiene algo que ver?

No, la pareja no tiene nada que ver en las recaídas de las vaginosis. Aun cuando ciertos estudios encuentran una flora microbiana idéntica en el canal urinario o en el glande de las parejas de las mujeres afectadas, los tratamientos simultáneos de ambos miembros de la pareja no reducen las recaídas en la mujer. Por tanto, tratar a la pareja masculina no sirve de nada. La única excepción son las parejas de mujeres homosexuales, en las que la transmisión sexual sí está demostrada.

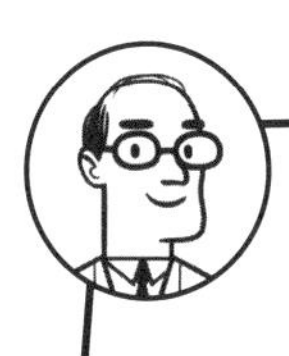

CUIDADO CON EL DESEQUILIBRIO DE LA FLORA EN EL EMBARAZO

En la mayoría de las mujeres, los estreptococos del grupo B son anodinos. Participan como mucho en el desequilibrio de la flora, y con unos sencillos probióticos todo vuelve a su sitio.

Sin embargo, en la mujer embarazada, el desarrollo de determinados microorganismos puede tener consecuencias serias. Si la madre está infectada –hablamos de **vaginitis bacteriana**–, el bebé puede

contagiarse a su vez durante el parto y desarrollar una infección neonatal grave (meningitis, neumonía...).
También puede que la futura madre desarrolle una coriamnionitis, es decir, una infección de la placenta y del líquido amniótico. Por lo general, la madre es portadora de la bacteria que la provoca sin ningún síntoma. En este caso, el tratamiento durante el embarazo no es de utilidad, porque es en el momento del parto cuando el riesgo de transmisión es máximo.
Todas las gestantes en las que se descubren estreptococos B durante el embarazo deberán seguir un tratamiento antibiótico por vía intravenosa en el momento del parto. En las demás, se efectúa una prueba de detección del estreptococo B los días que preceden el parto. Ahora disponemos, incluso, de un test ultrarrápido practicado en la sala de dilatación. Si da positivo, hay que activar el plan Orsec, que implica una inyección de penicilina durante el parto y varios días después, a título preventivo. A continuación, bastará con administrarle al niño probióticos de tipo intestinal para que restaure su flora.
La **vaginosis bacteriana** también es una causa de prematuridad en mujeres embarazadas, así como de infección del feto, de aborto espontáneo y de bajo peso al nacer. Según los estudios, supone un aumento del riesgo del 15 al 30 %. La vigilancia se impone sobre todo en caso de antecedentes del mismo tipo (abortos anteriores, etc.). Hay que comprobar entonces el diagnóstico de vaginosis bacteriana y descartarla antes de cualquier nuevo embarazo o detectarla lo más rápidamente posible. El tratamiento se instaurará antes del final del primer trimestre, cuando se produce la colonización de gérmenes nocivos en el feto.
No perdamos la calma: una vaginosis bacteriana no produce necesariamente complicaciones. La dificultad estriba en que en el 50 % de los casos la mujer embarazada no presenta ningún síntoma. La vagina no huele de ninguna manera, mientras que la flora está totalmente desequilibrada. El torrente hormonal explica quizás este misterio, pero nadie sabe realmente a qué se debe. Sea lo que sea,

las matronas deben medir el pH de sus pacientes, ¡haya síntomas o no! Si supera el 4,5, es absolutamente necesario realizar un frotis para verificar un posible desequilibrio de la flora. Los probióticos son totalmente seguros en la mujer embarazada y no conllevan ningún efecto secundario.

CISTITIS RECURRENTES: POR QUÉ LOS TRATAMIENTOS CLÁSICOS PUEDEN FRACASAR

En Francia, se contabiliza una cistitis cada treinta segundos. Entre ochocientas treinta mil y novecientas mil mujeres están afectadas. De ellas, algunas presentan más de cuatro episodios al año. Se habla en ese caso de cistitis recurrente, con consecuencias importantes en términos de bienestar, sexualidad, vida personal y profesional. Solamente una de cada cinco mujeres con cistitis declara no verse muy afectada en su vida diaria.

Las cistitis está ligadas a la proliferación de bacterias uropatógenas. Se trata de *Escherichia coli* en un 85-90 % de los casos. Llegan derechas del intestino, a través del ano, alcanzan la entrada de la vagina a la altura del vestíbulo y, desde ahí, progresan hacia la vejiga en cuanto se presenta la ocasión.

La cistitis sencilla no crea problemas particulares y las causas se identifican con claridad: hidratación insuficiente, casi siempre. El tratamiento antibiótico con dosis única o en tres días funciona perfectamente bien.

Las cistitis recurrentes (más de cuatro al año), sin embargo, indican un problema más importante. El antibiótico ha funcionado en un primer momento con eficacia pero, como en el caso de las micosis recurrentes, unas semanas después, la infección regresa todavía con más fuerza. El médico debe investigar para establecer las causas reales de la recaída y, en primer lugar, descartar una anomalía de los órganos urinarios (riñones, vejiga o conductos urinarios).

¿De verdad es una cistitis?

Es un diagnóstico que parece fácil de establecer por una misma a la vista de los síntomas, a veces con la impresión de estar orinando «cuchillas de afeitar». Sin embargo, cuando el dolor es más discreto, se confunde la quemazón de la cistitis con la de la micosis. Todo ocurre en el mismo lugar, por lo que es difícil saber si la uretra está afectada o si solamente se trata de la vulva. Por eso cuesta estar seguras de si debemos tratarnos con un óvulo antimicótico o con el antibiótico ese que tenemos en casa y que usamos en la última cistitis. Algunas señales precisas permiten diferenciarlas (ver el capítulo seis, «Cuando la flora se marchita... los microbios lo celebran»).

¿Es el tratamiento adecuado?

Incluso en ausencia de síntomas vaginales, las mujeres acostumbradas a las cistitis a menudo presentan un comienzo de desequilibrio de la flora, que ya no juega su papel de policía de frontera y las expone más a las infecciones. La vagina ha dejado de controlar la situación y los lactobacilos están perdiendo velocidad, lo que aprovechan los colibacilos para arremeter en el vestíbulo en cantidades importantes. Un tratamiento con probióticos administrados durante una semana y repetido en los meses siguientes basta para que todo vuelva al orden, tal y como veremos en el caso que citamos a continuación. Estos probióticos estimulan las defensas vaginales y permiten que los lactobacilos ya presentes cumplan con su trabajo: bloquear la multiplicación de los colibacilos. La doctora Ann Stapelton, de la Universidad de

Washington, estudió a un centenar de mujeres que sufrían cistitis recurrentes. Tras un tratamiento antibiótico, se formaron dos grupos de pacientes. En el primero figuraban las mujeres que habían recibido óvulos de probióticos *Lactobacillus crispatus.* En el segundo grupo, las que habían recibido un placebo (sustancia neutra). Resultado al final del estudio: ¡las mujeres tratadas con probióticos tuvieron dos veces menos recaídas que las otras! Este estudio es interesante porque ciertas recomendaciones oficiales con respecto a en las cistitis recurrentes incluyen la toma de antibióticos todas las semanas o varias veces a la semana durante al menos seis meses. Y este estudio demuestra, pues, que en las mujeres con un desequilibrio de la flora vaginal, se pueden utilizar menos antibióticos con resultados muy satisfactorios. Otros trabajos se muestran, sin embargo, algo menos entusiastas.

En cualquier caso, ante este tipo de cistitis recurrentes, conviene verificar sencillamente con el pH el estado de la flora. O incluso efectuar un frotis vaginal en el laboratorio. El desequilibrio se instala siempre de manera progresiva. De una flora normal, rica en lactobacilos, se pasa gradualmente a una flora desequilibrada, que a su vez degenera hasta el estado de vaginosis (ver el capítulo tres, «Unas flores encantadoras pero no siempre discretas»).

¿La cistitis está relacionada con una carencia de estrógenos?

La vejiga y el canal de la uretra están controlados por las hormonas. Cuando estas disminuyen, la pared de estos órganos se fragiliza y las defensas antimicrobianas disminuyen. Además, en la menopausia, la caída de las hormonas favorece una pérdida de tonicidad de los músculos de la región pélvica. Esto puede dar lugar a un vaciado incompleto de la vejiga, pérdidas de orina y dolores vesicales. Por eso es por lo que las mujeres

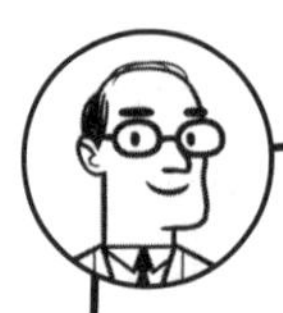

LOS ARÁNDANOS, EN ENTREDICHO

Un estudio publicado el 27 de octubre de 2016 en *JAMA*, una revisa estadounidense de gran prestigio, ha causado un gran revuelo. En efecto, el estudio trataba de demostrar que los efectos beneficiosos de los arándanos no estaban tan claros en el plano preventivo y en el plano curativo contra las infecciones de orina. Entonces, ¿dejamos los arándanos? No.
El estudio de *Jama* adolecería de varios sesgos: únicamente dos tercios del total de las muestras de orina previstas pudieron recolectarse; además, las mujeres no fueron controladas antes del estudio, cuando quizás ya eran portadoras de bacterias, y esto limita, evidentemente, el impacto del estudio sobre el efecto preventivo de la pequeña baya.
En espera de estudios indiscutibles, el arándano sigue siendo una opción válida para un buen número de mujeres, a condición de que se utilice la variedad adecuada en la dosis correcta: *Vaccinium macrocarpon* con 36 mg de proantocianidinas. Desgraciadamente, en el comercio todavía se encuentran demasiadas especialidades que no son verdaderos arándanos (a veces se trata simplemente de pepitas de uva, totalmente ineficaces) o que, si lo son, no están lo suficientemente dosificadas.
Uno de los métodos de prevención más prometedores es el que se basa en la afinidad que los colibacilos tienen por un azúcar llamado manosa, presente en la superficie de las células, que sirve de receptor para que la bacteria se fije a la pared de la vejiga (ver el capítulo seis, «Cuando la flora se marchita... los microbios lo celebran»). Un artículo de la prestigiosa revista *Nature*, publicado en 2017,[38] demuestra que bloquear dicho mecanismo de fijación permite reducir significativamente el riesgo de recaída de cistitis. Los ensayos clínicos con D-manosa han dado resultados prometedores.

menopáusicas, que ya no tienen hormonas femeninas, padecen más cistitis. En ciertos casos, la aplicación vaginal de una crema a base de estrógenos tres veces a la semana durante varios meses o de una pequeña cantidad de esta misma crema en la zona del meato urinario todas las noches mejora considerablemente la situación.

¿Se debe a una higiene inadecuada?

Ya lo hemos dicho, la utilización diaria de antisépticos químicos para la limpieza íntima fragiliza las defensas de la vulva y la vagina. A pesar de las numerosas llamadas a la prevención, algunas mujeres continúan limpiándose desde el ano hacia la vulva, cuando hay que hacer exactamente lo contrario: ir de delante hacia atrás para evitar la propagación de las enterobacterias.

¿La reaparición de la cistitis se produce siempre después de una relación sexual?

Las relaciones sexuales favorecen las recaídas, es verdad. No se debe en absoluto a un castigo divino ni tampoco a ninguna infección transmitida por la pareja. Si las relaciones sexuales inflaman la vejiga es porque juegan un papel puramente mecánico de «sembrado». Los movimientos del pene entrando y saliendo de la vagina ponen en contacto el meato urinario y los colibacilos. Estos son arrastrados por el pene en cada movimiento. Insistimos: a estos microorganismos no los trae la pareja masculina, sino que se alojan en el vestíbulo de la mujer. Algunas posturas sexuales exponen más a las cistitis, la del misionero sobre todo. Por el contrario, con la posición de la mujer a cuatro patas, el hombre detrás y penetración vaginal), las posibilidades de contaminación son mínimas, ya que los movimientos del pene entran menos en contacto con el meato urinario. Bajo este punto de vista, el preservativo no tiene ningún efecto protector. Se llena de colibacilos al igual que lo haría un pene desnudo y transporta los gérmenes con él.

¿Es culpa del tabaco?

Ya sabemos que fumar es una causa importante de cáncer de vejiga. Es también una causa importante de inflamación de la vejiga, expuesta a las sustancias irritantes del tabaco. En otras palabras, el consumo de tabaco reduce la concentración de estrógenos en la sangre y en los órganos. Esto se traduce en una vejiga más frágil. Dejar de fumar reduce automáticamente (aunque al cabo de varios meses solamente) el número de cistitis o incluso las elimina por completo. ¿Nunca lo habías oído? Normal, es el síndrome del «árbol que no deja ver el bosque»: los médicos, preocupados por el cáncer, se olvidan de hablar de las «poco importantes» cistitis, benignas a sus ojos.

¿Es un problema del perineo?

Después de un parto, una operación del perineo o durante la menopausia, pueden aparecer problemas mecánicos que interfieran en la evacuación normal de la orina. En estos casos se hace necesaria la reeducación del perineo. La terapia hormonal (después de la menopausia) y sobre todo los probióticos favorecen una vuelta al equilibrio.

¿Se debe a una falta de hidratación?

Cuanto menos bebemos, más concentrada en desechos es la orina (urea y otros más de tres mil componentes químicos). La orina corre el riesgo, pues, de infectarse. Idealmente, habría que beber al menos un litro y medio al día. Cuidado, no una botella por la mañana y luego nada más durante el día: hay que repartir las tomas regularmente hasta la noche y orinar regularmente también, para evitar que la orina se estanque. Hidratarse lo suficiente significa orinar con regularidad.

¿Se asocia a un estreñimiento o a un intestino irritable?

La proliferación de colibacilos en el intestino conlleva matemáticamente que estos gérmenes se deslicen a la vagina y luego a la vejiga. En ese caso, la prevención pasa por probióticos de carácter intestinal.

¿Es culpa de la diabetes?

Ya sabemos que esta enfermedad favorece las infecciones, sea cual sea la eficacia del tratamiento, y esto se explica por diversos mecanismos, entre ellos la presencia de azúcar en la orina (frecuente en los diabéticos sobre todo mal equilibrados), que es un caldo de cultivo para las bacterias, o la afectación de los nervios, que conlleva un peor funcionamiento del vaciado de la vejiga y por tanto un estancamiento de la orina. Hay que saber que las infecciones reiteradas también influyen en un desequilibrio de la diabetes.

Resulta, pues, esencial hidratarse lo suficiente, no aguantar las ganas de orinar y descartar las infecciones de orina con la ayuda de bandas reactivas de venta en farmacia.

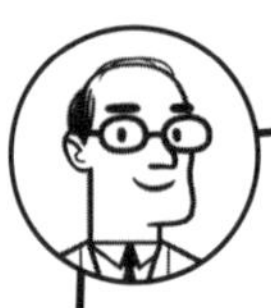

QUE HABLE LA ORINA

- Cuanto menos bebemos, más se concentra la orina y más oscura está. Cuanto más bebemos, más se diluye y más clara es: he aquí un sencillo método para ver cómo estamos y saber si nos hidratamos lo suficiente.
- **El olor es un indicador de «normalidad».** Una orina normal, incluso concentrada, huele a orina, mientras que una orina infectada, lo que por definición es el caso en una cistitis, huele mal (olor agrio o a amoniaco).
- Acabemos de paso con una **idea preconcebida:** la orina no es estéril, sino que contiene una microbiota muy específica que empieza a ser descodificada.
- No obstante, cualquier **mal olor en la orina** no significa cistitis. La alimentación modifica el olor; ocurre también que la orina pueda ser normal pero que se impregne de secreciones vaginales en el marco de una vaginosis y adquiera el olor característico de la cadaverina y la putrescina. En este caso, no tendremos los síntomas característicos de la cistitis (quemazón al orinar, emisión de solo unas gotas de orina, etc.), sino más bien los de la vaginosis bacteriana.
- Ante cualquier duda y en mujeres de riesgo (diabéticas, embarazadas...), podemos comprar en la farmacia unas tiras reactivas que detectan leucocitos y nitritos por colorimetría y nos indican en unos segundos si se trata, efectivamente, de una cistitis.

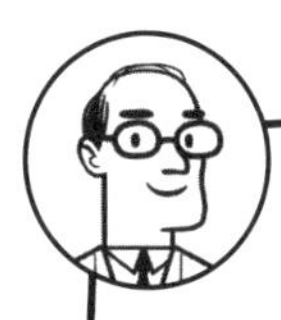

LAS "FALSAS CISTITIS"

Al igual que con las micosis de repetición, ocurre que a veces nos topamos con cistitis sin gérmenes, llamadas «falsas cistitis». Estas afecciones urinarias conllevan sin embargo verdaderos dolores. Pueden deberse a una enfermedad muy invalidante que afecta sobre todo a las mujeres y que recibe el nombre de «cistitis intersticial». La pared de la vejiga se inflama con, en ocasiones, pequeñas hemorragias, pero sin que se detecte ninguna infección. Puede darse una hipersensibilidad de los nervios de la vejiga, lo cual genera dolores muy intensos. El origen de esta enfermedad, afortunadamente rara, es desconocido (¿enfermedad autoinmune?). Los tratamientos (analgésicos, antiinflamatorios, neurolépticos...) tratan de calmar los dolores, pero a menudo son insuficientes. Existen igualmente dolores en la vejiga con un componente psicológico (ver el recuadro siguiente).

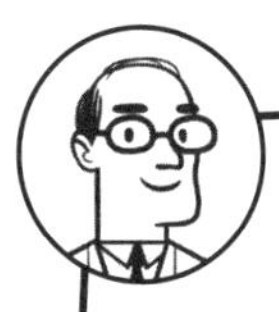

LAS VERDADERAS "FALSAS CISTITIS"

A veces, los análisis de orina muestran un resultado negativo y no se detecta la mínima presencia microbiana. Sin embargo, el dolor de la cistitis está ahí. Dolorida, deprimida, cansada... en cada nueva crisis, la mujer vive un día a día infernal y siente que pesa sobre ella una fatalidad agotadora. Los tratamientos que calman la crisis no previenen la siguiente, de ahí que experimente a veces un sentimiento de castigo o de culpa. Lo mejor en estos casos es acudir a un ginecólogo especializado en psicosomática que tenga en cuenta el aspecto médico y el psicológico.
La Sociedad francesa de Gineco-Obstetricia psicosomática puede proporcionarte el listado de especialistas. Solo tienes que escribir a sfgops@gmail.com.

Capítulo 8

PROBIÓTICOS: INSTRUCCIONES DE USO

1

MISS PROBIÓTICOS

Dos hermanas. Una vuelve de la compra con la bolsa de la farmacia atiborrada de pastillas.

—¿Qué llevas que vas tan cargada?

—Tomo probióticos para el vientre, ya sabes que siempre estoy hinchada.

—¡Ni me hables, es de familia!

—Y también he comprado probióticos para el eccema, dicen que hace milagros.

—Ah, ¿sí? (Mirada boquiabierta de la hermana).

—Y probióticos para el aliento, que lo tengo un poco cargado en este momento, ¿no te parece?

—¡Si dejaras de fumar, seguro que mejoraba! Desde luego, no es que sea muy agradable el olor a tabaco y a chicle de menta. Además, te pone muy mala cara.

—¡Tú siempre tan delicada!

—¿Y estos otros? —pregunta la hermana señalando una nueva caja de color rosa.

—Estos son para mi... en fin, ya sabes... para mi...

—¿Tu vagina? Hija, ¡suéltate un poco! ¡Que no va a venir el coco si pronuncias la palabra!

—Bueno, ya está... Es que parece que para la quemazón íntima van superbién. Fíjate que ni siquiera consigo ponerme unos vaqueros.

—Entonces de tangas y de *pole dance* ni hablamos, ¿verdad? Pobre Antoine, ¡lo compadezco!

2

UN ZOOM SOBRE ESOS MICROORGANISMOS VIVOS QUE NOS CUIDAN

En 2001, la Organización Mundial de la Salud y la Organización de las Naciones Unidas para la Alimentación y la Agricultura establecieron la definición oficial de los probióticos: «Microorganismos vivos que, cuando se integran o administran en cantidades suficientes, ejercen efectos positivos sobre la salud, más allá de los efectos nutricionales tradicionales».

Los probióticos destinados a la microbiota vaginal se venden en farmacias, parafarmacias o Internet. Sea cual sea su forma (óvulos, cápsulas, comprimidos, grageas o tampones), contienen lactobacilos. Estos no pretenden reemplazar a la flora de origen (o flora residente) de la mujer, sino que actúan como un refuerzo de esta para permitirle que se desarrolle y cumpla con su trabajo. En otras palabras, los lactobacilos residentes son la policía; los probióticos, la Unidad Especial de Intervención. En caso de altercado serio en la vía pública, se llama a las fuerzas de intervención más capacitadas.

Las mujeres todavía no conocen bien los probióticos ni sus virtudes, pero tampoco los profesionales de la salud. Sobre todo en el caso de los probióticos específicos de la vagina, que suscitan numerosas preguntas en los foros o en las consultas médicas. Respondámoslas, pues, punto por punto, sin olvidarnos de hablar de las otras soluciones posibles.

La respuesta en diez preguntas.

1. ¿QUÉ CONTIENE UN PROBIÓTICO?

Cada gragea, cápsula u óvulo probiótico contiene lactobacilos que provienen de laboratorios especializados en la elaboración de estas bacterias. Hay bancos de probióticos en todo el mundo: en Suecia, en Japón, en Francia... Cultivan cepas de lactobacilos que reproducen sin parar.

Los lactobacilos utilizados como probióticos provienen, por extracción, de vaginas de mujeres sanas. Las cepas bacterianas se multiplican a continuación en cultivos, se identifican y se seleccionan en función de sus cualidades. A continuación, pasan a formar parte de una «cepateca», verdadero banco de principios activos, donde se conservan. La selección es importante; solo para las *L. crispatus* existen decenas de cepas. Hay, pues, que seleccionar la mejor de todas ellas en función de sus cualidades. Es un trabajo titánico que necesita *savoir-faire* y paciencia.

Una vez seleccionados, estos probióticos se tratan y se liofilizan (tratamiento con calor) o se criogenizan (tratamiento con frío). De este modo, se convierten en gérmenes «durmientes» destinados a ser «despertados». En la vagina es donde se operará la resurrección. En efecto, la hidratación local y la temperatura ambiente permiten que los lactobacilos recuperen todos sus poderes. Pero para ello es necesario que no sean diezmados antes.

Porque mientras permanecen en estado vegetativo se quedarán en la trastienda de la farmacia durante semanas e incluso meses. Las cepas deben, pues, estar perfectamente tratadas y estabilizadas. Esto tiene más garantía de ser así cuando provienen de un laboratorio farmacéutico y menos en el caso de los preparados artesanales que ocupan las primeras filas de las tiendas bio o del supermercado. El problema no es que sean peligrosos, sino que tengan una menor eficacia, simplemente. Un producto mal estabilizado, es decir, muerto, ya no sirve de nada. En resumen, ¡tiempo y dinero perdido!

2. ¿CÓMO FUNCIONA UN «BUEN» PROBIÓTICO?

En el comercio existen decenas de especialidades de probióticos útiles para mejorar las microbiotas de la boca, el intestino o la piel y varios tipos específicos de la flora vaginal. Por eso no resulta fácil elegir el mejor o, sencillamente, una especialidad que sea eficaz.

La lista de condiciones

Un «buen» probiótico vaginal debe cumplir una serie de condiciones y actuar en cinco frentes principales:

1. Debe acidificar lo bastante el medio, produciendo el suficiente ácido láctico. Esta propiedad permite bloquear el desarrollo de otros microorganismos potencialmente nocivos. La mayoría de las bacterias no se siente muy a gusto en un medio ácido, porque les impide multiplicarse; en términos científicos se habla de bacteriostasis fisiológica. Si estos gérmenes ya se han hecho con el poder, los probióticos frenan su desarrollo y detienen

en seco su extensión. Un ejemplo: en caso de vaginosis bacteriana (la infección de la vagina que huele a pescado podrido), los probióticos disminuyen el pH gracias a la producción de ácido láctico. La multiplicación de los gérmenes patógenos cesa enseguida, puesto que necesitan un pH más alcalino para proliferar.

2. Los «buenos probióticos» producen igualmente peróxido de hidrógeno (comúnmente conocido como agua oxigenada). Esta sustancia, mezclada con los componentes del moco vaginal, crea unos productos que resultan tóxicos para muchas bacterias patógenas (*Gardnerella vaginalis, Neisseria gonorrhoeae, Chlamydia trachomatis*) y ciertos virus como el VIH.
3. Los probióticos vaginales deben adherirse perfectamente a la mucosa vaginal para impedir la fijación de los invasores. Ya sea *Gardnerella, Atopobium vaginae, Streptococcus* u otras, todas estas bacterias agreden la pared vaginal formando una biopelícula. Los lactobacilos importados (los probióticos) impiden esto precisamente al recubrir a su vez la mucosa de una biopelícula beneficiosa, y esto permite que los lactobacilos residentes vuelvan a hacerse con el control. Si la mucosa vaginal ya estuviera recubierta por una biopelícula de bacterias tóxicas, algunos lactobacilos podrían introducirse en ella y degradarla progresivamente, incluso destruirla. **Una decena de días después del fin del tratamiento, los lactobacilos importados habrán desaparecido, reemplazados por los lactobacilos residentes. Entretanto, habrán cumplido con su misión.**
4. Los probióticos que vienen en refuerzo a la vagina deben producir antibióticos naturales o bacteriocinas. Estas

sustancias antimicrobianas tienen la facultad de inhibir el crecimiento de bacterias como los colibacilos, lo cual es muy útil para las mujeres que sufren cistitis recurrentes. Las bacteriocinas también bloquean a las *Gardnerella vaginalis* presentes en la vaginosis bacteriana. Son igualmente activas frente a las levaduras microscópicas como la *Candida albicans*, causante de la micosis recurrente. Varias cepas de lactobacilos han demostrado esta propiedad, por ejemplo los *L. crispatus*, *L. gasseri*, *L. plantarum* o *L. rhamnosus*. En resumen, gracias a este único mecanismo es posible debilitar a una mayoría de gérmenes que incomodan la vida de las mujeres.

5. Los probióticos importados deben estimular las defensas inmunitarias. Los mecanismos de esta acción todavía se desconocen. Se sabe de todas formas que ciertas cepas como las de *L. crispatus* tienen una acción antiinflamatoria, que neutraliza a los genes causantes de la inflamación. Estos *L. crispatus* reducen, pues, los síntomas de la inflamación.

3. ¿QUÉ LACTOBACILOS ELEGIR?

Muchos de los lactobacilos que encontramos en la vagina de las mujeres sanas y que, por tanto, se utilizan como probióticos son *a priori* beneficiosos salvo los *L. iners*, ambivalentes por naturaleza y que pueden volverse perjudiciales según las circunstancias (ver el capítulo tres, «Unas flores encantadoras pero no siempre discretas»).

Pero ¿sirven todos los lactobacilos para tratar las pequeñas molestias ginecológicas y las infecciones? ¿Se debe elegir la cepa en función de la patología? ¿Se asocian las cepas entre ellas?

Gracias a los estudios clínicos, es posible seleccionar los lactobacilos más activos según la patología. Entre los más eficaces figuran los *L. crispatus*, *L. gasseri*, *L. rhamnosus* o *L. plantarum*. Algunos han demostrado ser mucho más efectivos frente a ciertas infecciones específicas, como el virus del papiloma humano. Sería el caso del *L. gasseri* ante una infección por VPH, o del *L. rhamnosus* ante una micosis.

Los beneficios de la asociación de varias variedades de lactobacilos no son categóricos. Algunos estudios apuntan a que las distintas variedades pueden competir entre ellas y acabar matándose unas a otras, ¡con resultados variables en función de la vagina! La preferencia actual son los probióticos que contienen una sola cepa, a ser posible específica para la patología que se sufra.

Existen cuatro grandes variedades que responden completamente a la lista de condiciones del «buen lactobacilo»:

1. El *L. crispatus* es el marcador de la buena salud vaginal. Resulta útil en numerosos casos: vaginosis bacteriana, candidiasis e incluso menopausia. Su presencia en la vagina de las mujeres menopáusicas reduce el riesgo de sequedad y de atrofia de la mucosa vaginal. Es la cepa que con mayor frecuencia encontramos en la vagina de las mujeres sana y es la única que desaparece completamente en caso de vaginosis bacteriana, prueba como ninguna de la importancia de su papel en el equilibrio de la flora y del interés de contar con ella en forma de probiótico vaginal.*
2. El *L. gasseri* tiene especificidades muy interesantes. Facilita la eliminación del virus del papiloma humano (ver

* Un estudio reciente (Estudio Evaflor) ha demostrado que la administración de cuatro curas con Physioflor (probiótico vaginal a base de *L. crispatus*) puede reducir a la mitad el riesgo de recaída de vaginosis bacteriana.

el recuadro siguiente) e inhibe igualmente la acción del virus del herpes genital (en estudios realizados en laboratorio). Las mujeres en cuya flora domina el *L. gasseri,* experimentan, según los estudios realizados, menos contagios por el virus del herpes de la pareja portadora. Lo mismo ocurre con el VIH, responsable del sida.*

3. El *L. rhamnosus* posee numerosas cualidades: es una cepa estable y fácil de producir. Tiene una excelente actividad contra la *Candida albicans*, y es, pues, una cepa útil en caso de micosis recurrente.**
4. El *L. plantarum* no suele hallarse en la vagina de las mujeres sanas, pero tiene las cualidades requeridas para ser un probiótico eficaz: producción de ácido láctico, gran poder de adherencia a las células vaginales, acción contra la *Candida* y antibacteriana frente a *Gardnerella vaginalis, E. Coli* y *Staphylococcus saprophyticus*.***

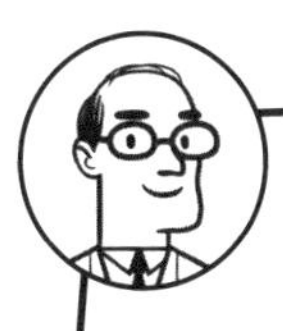

VPH: ENTRE OCHO Y NUEVE MUJERES DE CADA DIEZ

El virus del papiloma humano transmitido por vía sexual afecta a una mayoría de mujeres a lo largo de sus vidas. Más del 80 % de ellas lo eliminarán de manera natural y espontánea gracias a sus propias defensas inmunitarias. Un 20 % conservará el VPH toda su vida y, a veces, años después, se verá con lesiones a la altura del

* Podemos encontrar esta cepa de lactobacilo en varios probióticos vaginales (Médigyne, Physiostim flora vaginal...).

** Se encuentra en productos muy conocidos por las mujeres, como Gynophilus, Florgynal, Trophigil (estrógeno + *rhamnosus*). Gynophilus ha demostrado su efectividad en la prevención de la micosis recurrente (estudio clínico Candiflore).

*** Podemos encontrar una cepa de *L. plantarum* en un probiótico vaginal (Lactibiane flora vaginal).

cuello del útero que pueden desembocar en cáncer. Estas lesiones se descubren gracias al frotis.
Los estudios prueban que el proceso de eliminación del VPH anterior a la aparición de lesiones será más activo y eficaz cuanto más sana esté la vagina, es decir, sin desequilibrio de la flora ni infección. Parece que el *L. gasseri* y el *L. crispatus* figuran entre los lactobacilos más eficaces para lograrlo.
Por otro lado, en aquellas mujeres en las que se ha instalado el VPH, la progresión de las lesiones benignas hacia lesiones más graves se ve ralentizada en presencia de lactobacilos como el *L. gasseri* o el *L. crispatus*, que tienen una acción mortal contra las células tumorales (citotóxica). En Francia, el virus del papiloma humano sesga la vida de tres mujeres al día. De modo que la idea (todavía por demostrar en estudios clínicos) es reforzar la microbiota de las mujeres con lesiones por VPH mediante probióticos* para retrasar la evolución hacia un cáncer.

Cuadro de identificación de las cepas vaginales de los lactobacilos en función del tipo de flora

Especies	Sana	Desequilibrada	Vaginosis bacteriana
Lactobacillus crispatus	48,3%	7,4%	0% - ND
Lactobacillus jensenii	25,3%	38,2%	18,2%
Lactobacillus gasseri	23,5%	39,7%	9,1%
Lactobacillus iners	20,5%	27,9%	31,8%
Lactobacilus vaginalis	11,6%	4,4%	0% - ND
Lactobacillus coleohominis	3,4%	1,5%	0% - ND
Lactobacillus reuteri	1,4%	0%	4,5%
Lactobacillus fermentum	1,1%	1,5%	4,5%
Lactobacillus rhamnosus	0,9%	4,4%	4,5%

* Podemos encontrar una cepa de *L. gasseri* en dos probióticos vaginales: Physiostim «equilibrio vaginal» (Inmmubio) y Médigyne (Iprad).

Especies	Sana	Desequilibrada	Vaginosis bacteriana
Lactobacillus casei	0,9%	2,9%	0% - ND
Lactobacillus delbrueckii	0,7%	1,5%	0% - ND
Lactobacillus kalixensis	0,2%	0%	0% - ND
Lactobacillus pontis 94%	0,2%	0%	0% - ND
Lactobacillus salivarius	0,2%	0%	0% - ND

Fuente: Verhelst R. et al., «Comparaison between Gram stain and culture for the characterization of vaginal microflora. Definition of a distinct grade that resembles grade I microflora and revised categorization of grade I microflora. Grade III selon le critère de Ison and Hay, n = 22 sur 515 échantillons», en BMC Microbiology, 2005. 5: 61. A.

4. ¿CUÁL ES EL MEJOR MODO DE ADMINISTRACIÓN DE LOS PROBIÓTICOS?

No hay muchas formas de administrar un probiótico, solo dos en realidad: por vía oral (gragea) o por vía vaginal (óvulo, cápsula, gragea ginecológica, comprimido ginecológico o tampón).

La vía oral

Las solución es tentadora. No solo porque es sencilla, sino porque las mujeres que sufren de irritación vulvovaginal no desean introducirse un óvulo en el área irritada, ya que puede acarrear, a su vez, pequeñas irritaciones.

Pensamos que los lactobacilos administrados por vía oral van a llegar directamente al recto y, de ahí, deslizarse hasta la vagina gracias al pasillo rodante de la película hidrolipídica de la piel del perineo. Pero, desgraciadamente, ¡ese no es el caso! Las grageas de probióticos se verán sometidas a un largo periplo digestivo sembrado de emboscadas:

- Para empezar, la travesía de la boca, con los jugos salivales cargados de enzimas (especie de pequeñas tijeras cortaalimentos).
- A continuación, la del esófago, zona de maceración intensa, cerrada por dos esfínteres poderosos.
- Más adelante, la del estómago, una fábrica de ácido clorhídrico.
- Luego la del duodeno, donde se vierten la bilis que llega del hígado (un concentrado de ácidos biliares) y los jugos pancreáticos procedentes del páncreas y que proporcionan en concreto unos bicarbonatos destinados a combatir la acidez del estómago, los mismos que los utilizados para blanquear los dientes o limpiar las juntas de la nevera.
- A continuación, los seis metros de intestino delgado, donde se produce la fase de asimilación de los nutrientes, un fenómeno del que ni siquiera somos conscientes: el alimento que tiene el tamaño adecuado y que es bien tolerado por las células inmunitarias intestinales pasa a la sangre a través de la pared intestinal.
- Finalmente, el colon. Este se extiende un metro más y está encargado de evacuar todos los desechos hacia el recto y de capturar de paso el agua y las sales minerales, ¡porque nada debe perderse! La actividad de fermentación y de putrefacción de las bacterias de la flora intestinal, esencialmente localizada en esta zona, les permite alimentarse.

A estas alturas, seguro que ya lo has entendido: todo este periplo supone un riesgo de pérdida masiva de los lactobacilos de refuerzo administrados por la boca, lo cual explica unos resultados muy variables de una mujer a otra con esta vía de administración.

El número de bacterias mínimo requerido para que sean eficaces a nivel vaginal no debe ser inferior a diez millones por gragea, cápsula vaginal u óvulo (lo ideal se sitúa entre 10^8 y 10^9). Algunos laboratorios ponen de relieve el encapsulado protector de sus grageas de administración oral, pero, incluso en esas condiciones, numerosas circunstancias pueden terminar por echar por tierra los resultados deseados (un episodio de vómitos o de diarrea, por ejemplo, y los lactobacilos serán directamente expulsados sin llegar a destino).

La vía vaginal

Por vía vaginal es más directo, por lo que se evitan todos los escollos y trampas de la vía oral; de ese modo es posible controlar mejor la tasa de lactobacilos efectivos.

Los probióticos por vía vaginal se presentan en óvulos, grageas, comprimidos ginecológicos e incluso tampones impregnados de ellos. Estos últimos son prácticos porque pueden controlar el desequilibrio durante la regla, a condición de que esta dure un mínimo de tres días; en caso contrario, los probióticos no tendrán tiempo de actuar.

5. ¿CUÁNTO TIEMPO SE NECESITA PARA UNA CURA EFICAZ?

Todo depende del problema al que nos enfrentemos. Una mujer menopáusica puede necesitar probióticos durante muchos meses o incluso años para tratar su incomodidad vaginal, mientras que una joven que acaba de ser madre y sufre de sequedad o de un ligero desequilibrio de la flora los necesitará durante un lapso de tiempo mucho más reducido, lo que se aplica también a la mayor parte de los problemas ginecológicos de la mujer.

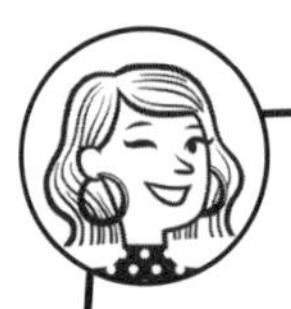

¿CÓMO DESCIFRAR UNA CAJA DE PROBIÓTICOS?

1. Asegurarnos del modo de administración: por vía oral o vaginal.
2. Verificar la dosis del probiótico:

- Por vía oral, el probiótico ha de tener una dosis de al menos un millardo (10^9) de bacterias (lo ideal son diez millardos) por gragea. Si el probiótico incluye diversas cepas, cada una debe tener una dosis de 10^9 o 10^{10}.
- Por vía vaginal, el probiótico debe tener una dosis de 10^8 o 10^9 bacterias por cada cepa.

He aquí una idea más concreta del tempo adecuado para cada caso.

En presencia de una flora desequilibrada

Cuando lo que hay es simplemente un desequilibrio de la flora –puede comprobarse con una muestra biológica: un criterio de Nugent comprendido entre 4 y 6 (ver el capítulo tres, «Unas flores encantadoras pero no siempre discretas»)– con pequeñas irritaciones y molestia durante las relaciones sexuales, se puede optar por un tratamiento corto con probióticos: una semana al mes durante tres o cuatro meses. En principio, debería sentirse un alivio de los síntomas desde la primera semana.

Al final del tratamiento, podemos asegurarnos del equilibrio de la flora con un nuevo análisis. Cuidado, hay que efectuarlo en el ciclo siguiente, tres semanas después, como mínimo, de la última administración de lactobacilos. ¿Por qué no inmediatamente después? Porque con seguridad los resultados presentarían lactobacilos importados todavía sin eliminar. Y esto podría llevarnos a error al hacernos creer en una vuelta a la flora normal. De todas formas, en la gran mayoría de los casos, este segundo análisis no es necesario, porque midiendo el pH vaginal, si este es inferior a 4,5, se confirma el regreso a la normalidad.

En mujeres con una microbiota frágil, nada impide hacer tratamientos de este tipo dos veces al año (una semana al mes, tres meses seguidos).

Si no se consigue la curación total o si los síntomas persisten, eso significa que el tratamiento ha sido insuficiente. Habrá que identificar qué otras causas pueden estar en el origen del desequilibrio o de las recaídas: una higiene inadecuada (insuficiente, demasiado frecuente o demasiado agresiva), el consumo de tabaco, una falta de hidratación que genera sequedad vaginal, un déficit de estrógenos... En este último caso, habrá que completar el tratamiento con óvulos o geles vaginales a base de estrógenos.

Ante una vaginosis bacteriana

El médico prescribirá únicamente probióticos o los antibióticos metronidazol o secnidazol, que no alteran los lactobacilos, al contrario que los otros antibióticos. Se puede comenzar con los probióticos tres días después de comenzar con los antibióticos y seguir el tratamiento una semana más.

En caso de vaginosis recurrente, mejor optar por un tratamiento de una semana al mes durante, como mínimo, tres a seis meses. Hay que procurar empezar inmediatamente **después de la regla**, porque los microorganismos causantes de la vaginosis adoran los ambientes alcalinos, y la sangre es muy alcalina. Justo después de la regla, los gérmenes están en el punto máximo de su desarrollo y es entonces cuando hay que combatirlos para acidificar el medio.

En la mujer menopáusica, es más sencillo: una semana de probióticos al mes, ¡cuando quiera! Y se repite al mes siguiente.

En caso de micosis

Un tratamiento antifúngico es suficiente en caso de micosis aislada; los probióticos no son necesarios. Por el contrario, en caso de micosis recurrente, resulta más eficaz asociar al fluconazol (tratamiento de referencia en micosis por *Candida albicans*, aunque desaconsejado en la mujer embarazada) a los probióticos. La duración será de una semana de probióticos al mes durante tres a seis meses, esta vez **antes de la regla**.

El problema de la mujer menopáusica no se plantea, por definición, pues ya no está expuesta a las micosis. La explicación de esta pequeña maravilla es simple: en ausencia de hormonas femeninas, las células vaginales fabrican menos glucógeno, los hongos que adoran este carburante nutritivo se marchitan y ¡adiós a las micosis! La única excepción a la regla son las mujeres menopáusicas bajo tratamiento hormonal: cuando toman estrógenos, mantienen un nivel suficiente de glucógeno, y esto las expone a los mismos inconvenientes que las no menopáusicas.

En caso de cistitis

Si se trata de una cistitis aguda aislada, el antibiótico basta por sí solo. Si hablamos de cistitis recurrentes, puede haber desequilibrios en las microbiotas intestinal y vaginal. Si la mujer se queja de episodios repetidos de estreñimiento o de diarrea, de hinchazón o de dolores intestinales, se trata probablemente de un síndrome de colon irritable que se acompaña de una disbiosis intestinal con riesgo de cistitis. En tal caso, es mejor recurrir a probióticos intestinales.

Si los episodios urinarios aparecen regularmente tras una relación sexual, a veces es señal de un desequilibrio de la flora vaginal, incluso en ausencia de síntomas. En ese caso, es preferible tratar con probióticos vaginales, una semana al mes durante tres a seis meses. Ciertas publicaciones recomiendan los probióticos vaginales justo después de cada relación sexual, como con los arándanos, a título preventivo. El protocolo, sin embargo, no está nada claro; no se explica, por ejemplo, durante cuánto tiempo habría que tomar esos probióticos.

Le corresponde a cada mujer ver si prefiere el protocolo clásico (una semana al mes durante varios meses, independientemente de si se mantienen relaciones sexuales) o probióticos únicamente cuando se mantienen relaciones. Si funciona, ¿por qué no? Podemos incluso pensar en asociar lactobacilos, arándanos o manosa para cortar la cistitis de raíz.

Cuando hay pérdidas de orina

En las mujeres premenopáusicas o menopáusicas, la bajada del nivel de estrógenos favorece la modificación de los tejidos y la aparición de pérdidas de orina por una disminución de la tonicidad de los músculos de la región pélvica. Durante el embarazo o tras el parto, las pérdidas pueden darse también por la presión ejercida por el bebé o a causa de la bajada hormonal del posparto. En todos los casos, la reeducación perineal es indispensable. Esta se suele asociar con estrógenos locales, en ausencia de contraindicaciones. Un estudio llevado a cabo con mujeres menopáusicas[39] reveló que al utilizar un tratamiento basado en probióticos, reeducación perineal y estrógenos vaginales, los resultados que se obtenían eran espectacularmente mejores que los obtenidos con el tratamiento limitado a la reeducación perineal y a estrógenos locales: disminución de las pérdidas de orina, de la sensación de sequedad y de la sensibilidad de la zona. Si se medía la presión en la vejiga (o, dicho de otra manera, la tonicidad del esfínter vesical), se observaba también una mejora significativa en el grupo de los probióticos. En este estudio, las mujeres de este grupo recibieron un óvulo de probióticos (*Lactobacillus acidophilus*) todas las noches durante dos semanas, y luego dos óvulos una vez por semana durante seis meses. Los protocolos de tratamiento cambian según los productos administrados, pero el componente constante es la duración, que debe ser de tres meses mínimo, o incluso seis.

6. ¿PODEMOS TOMAR PROBIÓTICOS TODOS LOS DÍAS Y DURANTE MUCHO TIEMPO?

Todo depende de por qué se han recetado y del tipo de probiótico administrado.

El modo secuencial, es decir, una o dos semanas al mes, durante varios meses, está por lo general recomendado en las recaídas de la vaginosis, la micosis y la cistitis.

Recordamos que, en esas circunstancias, los probióticos no reemplazan a los lactobacilos «naturales», sino solamente crean una atmósfera favorable a la recuperación de la flora.

En las mujeres premenopáusicas o menopáusicas no ocurre lo mismo. Se dispone de muy pocos estudios clínicos, pero parece lógico que reciban un suplemento de probióticos con regularidad (una semana al mes, por ejemplo), durante periodos mucho más largos (varios meses o años), puesto que la flora residente, incluso si resiste valientemente a la disminución de estrógenos, mostrará algunas debilidades persistentes.

Todos los estudios realizados sobre los probióticos revelan que no hay efectos secundarios que temer, incluso en caso de utilización prolongada, ¡mujeres embarazadas incluidas! Un análisis reciente[40] efectuado con doscientas ochenta y ocho mujeres que habían recibido probióticos a lo largo de su embarazo mostró la ausencia total de efectos secundarios ligados a la administración de probióticos, incluidos los de vía oral. Se observa, pues, que incluso en las mujeres «vulnerables» la administración de probióticos es perfectamente segura.

7. ¿HAY QUE TOMAR PROBIÓTICOS A TÍTULO PREVENTIVO PARA LAS PEQUEÑAS MOLESTIAS GINECOLÓGICAS?

Puede ser tentador tratarse regularmente con probióticos aun en ausencia de síntomas o en circunstancias particulares. La regla de oro es que una mujer «cómoda» con su vagina no tiene motivos para tomar probióticos vaginales.

Sin embargo, algunas mujeres temen desarrollar una micosis tras un tratamiento de talasoterapia, después de la piscina, etc., y prefieren ser precavidas. Hay que ser claros otra vez: si respetamos algunas reglas básicas de higiene como secarnos cuidadosamente la vulva tras el tratamiento o el baño y ponernos ropa seca, utilizar un producto de higiene hidratante, etc., no hay ninguna posibilidad de desarrollar una micosis.

En el caso de aquellas que sufren de quemazón urinaria todos los veranos (mantener una higiene adecuada es a veces más difícil cuando se está de *camping* o en la montaña, suelen aumentar las relaciones sexuales, etc.), los probióticos pueden ayudar a prevenir una nueva crisis. En esos casos, un tratamiento preventivo de una semana justo antes de partir, seguido de una repetición durante la estancia, puede limitar el riesgo. Esto no debería impedir que se siga cumpliendo con las reglas básicas de higiene.

Del mismo modo, una mujer propensa a desarrollar micosis o vaginosis cada vez que toma antibióticos puede anticiparse al problema con probióticos a partir del tercer o cuarto día del tratamiento con antibiótico y que se prolongaría una semana después de haber terminado ese tratamiento.

Existen probióticos vaginales de liberación prolongada, que permiten una administración solo dos veces a la semana, lo que es más práctico.

8. ¿Y QUÉ HAY DE LAS ETS?

También es tentador imaginarse que se pueden prevenir las ETS con probióticos. Serían un escudo protector más para las mujeres, que vendría a completar la armadura del preservativo (o a limitar los riesgos en caso de ruptura o de olvido).

Ya lo hemos visto con detalle anteriormente, muchas cepas de lactobacilos inhiben el crecimiento de *Neisseria gonorrhoeae* (la bacteria responsable de la blenorragia o gonorrea), el *L. jensenii* impide la adherencia de la bacteria a las células y el *L. gasseri* puede incluso desplazar los gonococos ya fijados a la pared vaginal. En el caso de *Chlamydia trachomatis*, causante de una de las ETS más extendidas y responsable de la infertilidad femenina, la frecuencia de la infección se asocia al grado de desequilibrio de la flora vaginal. Estudios de laboratorio han demostrado que el *L. crispatus* inhibe el crecimiento de esta bacteria, lo cual podría ser útil en asociación con antibióticos para limitar el riesgo de complicaciones, en particular la de la infección de las trompas uterinas.

El riesgo de contraer VIH aumenta en ausencia de lactobacilos (con un aumento del riesgo de un 60 % en el caso de vaginosis bacteriana).[41]

Igualmente, la carencia de lactobacilos es un factor que favorece la transmisión del virus responsable del herpes genital.[42] Se comprende, pues, hasta qué punto es necesaria una flora vaginal sana y equilibrada. Sin embargo, se trata de una condición necesaria pero no suficiente. Una microbiota equilibrada reduce el riesgo de contagio por ETS pero no lo anula. ¡Imaginar que los probióticos pueden reemplazar al preservativo es una utopía! Lo que sí es cierto es que, en caso de infección crónica (infección por virus como el VIH, el VPH o el del herpes), vigilar el equilibrio de la microbiota vaginal y, si es necesario, reequilibrarla con tratamientos de probióticos solo puede tener un efecto beneficioso.

9. COMER MEJOR, ¿UNA ALTERNATIVA A LOS PROBIÓTICOS?

Sabemos que para mejorar la flora intestinal hay que alimentarse con probióticos, fibra o alimentos fermentados que a su vez alimentarán a la flora del intestino y la reforzarán.

¿Podemos imaginar un beneficio parecido en la vagina? Comer alimentos fermentados, fibra y yogures, ¿puede fortalecer el medioambiente local e incentivar a los lactobacilos que allí residen?

Lo ya comentado sobre los probióticos suministrados por vía oral es igualmente aplicable en este caso: la travesía es larga, el periplo está sembrado de emboscadas y los nutrientes metabolizados por el intestino sufren una serie de transformaciones, lo cual convierte en aleatoria la eficacia de esos productos sobre la microbiota vaginal. No existe ninguna seguridad de que puedan tener un efecto sobre la vulva o la vagina. Y, sobre todo, la microbiota vaginal es completamente distinta a la microbiota intestinal, lo que hace que no se vea influida por los mismos aportes alimenticios.

Si buscamos bien, podemos, sin embargo, encontrar que algunos hábitos alimentarios benefician la prevención de infecciones vaginales. Sabemos, por ejemplo, que una reducción del consumo de azúcar puede limitar las recaídas de las micosis, porque unas tasas elevadas de azúcar en sangre facilitan el crecimiento y la virulencia de la *Candida albicans.* Igualmente, la lactoferrina contenida en los lácteos y quesos con leche de vaca tiene un efecto protector frente a las micosis y las vaginosis. Por último, podríamos citar un estudio noruego realizado con sesenta y seis mil mujeres embarazadas,[43] que estableció una relación entre un régimen alimentario que privilegiaba las legumbres, las frutas, los cereales, el pan rico en fibra etc., y una disminución del riesgo de prematuridad (los autores fueron prudentes en lo que se refiere al vínculo causa/efecto). De la misma manera, se ha observado una relación entre el consumo regular de productos lácteos con probióticos y una reducción de ese mismo riesgo de prematuridad. Desgraciadamente, en ninguno de los dos casos se realizó un estudio de la microbiota vaginal, y es difícil saber si el efecto beneficioso observado pudo deberse a una modificación de esta flora. Como mucho, podemos aconsejar una alimentación equilibrada a las mujeres embarazadas, ¡lo cual cae por su propio peso!

10. ¿EXISTE UNA ALTERNATIVA A LOS PROBIÓTICOS?

Sí. En realidad, hay teóricamente otras dos formas de apoyar a los lactobacilos residentes:

1. Proporcionarles el carburante necesario para revitalizarlos, con prebióticos. Se trata por lo general de cepas

que responden a los nombres científicos de fructooligosacáridos (FOS) y galactoooligosacáridos (GOS), y que permiten alimentar a los lactobacilos y estimular su crecimiento. Actualmente hay muy pocos estudios clínicos disponibles al respecto, tanto es así que difícilmente podemos pronunciarnos sobre su eficacia real.

2. En la mujer menopáusica particularmente, se perfila una segunda solución muy interesante: los estrógenos locales (óvulos vaginales). Permiten a las células de la mucosa vaginal secretar glucógeno, que será utilizado por los lactobacilos como carburante. No obstante, hay mujeres que presentan contraindicaciones a la utilización de estrógenos incluso por vía vaginal. Se trata esencialmente de aquellas con antecedentes recientes de cáncer genital y de mama. Por otro lado, estos productos pueden ocasionar ciertos efectos secundarios desagradables, como sangrados vaginales o tensión mamaria. Hay que señalar que algunos productos incluyen estrógenos y probióticos.*

La asociación de un prebiótico y un probiótico (llamada simbiótica), muy frecuentemente utilizada en caso de molestias digestivas, es más rara en ginecología.**

Lo que hay que recordar

- Consulta con tu ginecólogo o farmacéutico: algunos lactobacilos han demostrado su eficacia; otros, no.
- Los *L. crispatus, L. gasseri, L. rhamnosus, L. plantarum* y *L. reuteri* son las cepas que han demostrado ser eficaces en

* Florgynal, Trophigil.
** Citemos una simbiótica vaginal: Symbo Vag.

ensayos clínicos y, por tanto, útiles para la mayoría de los problemas ginecológicos.

- Da preferencia a los productos que contengan una sola cepa.
- Confía mejor en productos de venta en farmacia que provengan de un verdadero laboratorio. El método de fabricación no siempre garantiza la estabilidad de las cepas.
- Dale prioridad a la administración por vía vaginal.
- Cada gragea debe contener, como mínimo, 10^8 o 10^9 bacterias (se especifica en la etiqueta).
- Los probióticos pueden administrarse durante largos periodos, a razón de una semana al mes.
- Los probióticos no son peligrosos para las mujeres embarazadas.
- Los probióticos no tienen efectos secundarios.

Capítulo 9

LOS MISTERIOS DE LA VAGINA EXPLICADOS A LOS HOMBRES

1

HEMOS PROGRESADO MUCHO

Durante un juicio por brujería en 1593, el juez instructor, un hombre casado, descubre por primera vez la existencia del clítoris, primera fortaleza por descubrir antes de la vagina y que, al menos, *tiene la decencia* de esconderse.

—¡Miren a esta mujer, es una bruja! Tiene ahí una protuberancia pequeña, de carne, que despunta como un pezón y de medio pulgar de largo.

—¡Oh! —se asombra la sala.

—Me di cuenta de un solo vistazo, aunque no quise acercarme demasiado porque se encuentra junto a un lugar tan tenebroso que no es decente dirigir ahí la mirada. No he querido, sin embargo, guardarme para mí un descubrimiento tan extraño, ¡de modo que os lo muestro!

Y condenaron a la mujer por bruja.

[Suceso recogido en la *Encyclopedia of Myths and Secrets*, de Barbara G. Walker (30 de noviembre de 1983)].

2

DESENTRAÑANDO UN ÓRGANO

Todo lo que se esconde es, por naturaleza, misterioso, incluso inquietante... Por eso muchos hombres tienen una ligera aprensión durante sus primeras experiencias sexuales antes de introducir el pene en esta extraña cavidad. ¿Conseguirán entrar? ¿Se perderán en ella? ¿Quedarán presos? ¿Enfermarán? ¿Será suave? ¿Tendrá dientes? ¡Descubramos esta misteriosa vagina!

En todas las culturas, el mito de la «vagina dentada» es un gran clásico del imaginario masculino, una metáfora que expresa el miedo de los hombres a verse castrados por los órganos genitales de la mujer. Este mito ilustra todavía una cierta realidad de la penetración. Con la experiencia, el hombre termina por penetrar vigoroso y triunfante, pero se retira tan suave y blando como un amante privado de su sustancia; se trata del famoso «descanso del guerrero».

Pasemos revista a algunas palabras clave que a menudo circulan por la cabeza de los hombres.

#MINÚSCULO #ARRUGADO #CERRADO #OLOROSO #SANGUINOLENTO #SUCIO #HÚMEDO

A primera vista, la vagina es **minúscula**: apenas unos centímetros, ocho de media. Pero eso es ignorar su poder de extensión extraordinario: puede, en efecto, estirarse un 50 % durante el acto sexual (¡cuidado, hay límites y hay que ir poco a poco!).

Además, si introducimos un dedo en la vagina, descubrimos que su superficie es **rugosa**. Engañosa en eso también, porque la mucosa es rugosa para luego estirarse mejor. Son estos pliegues los que, durante la relación sexual, permitirán que la vagina se estire y se dilate para recibir al pene en una envoltura mullida y perfectamente adaptada a la forma que la penetra.

El fondo de la vagina está **cerrado**, aun cuando exista un minúsculo orificio a la altura del cuello del útero para dejar pasar el esperma, la sangre de la regla... y el bebé durante el parto. Así, pues, no hay que preocuparse: el sexo del hombre no va a perderse en el vientre de la mujer.

Sigamos explorando con nuestros otros sentidos...

La vagina **huele**. Sí, pero es para atraer mejor a la pareja sexual. Esta fragancia vaginal es un poderoso afrodisiaco (¡cuando la vagina está bien!). Los estudios han revelado que esta fragancia aumenta el nivel de testosterona en el hombre, la hormona del deseo por excelencia. Además, hay que reconocer que el pene tiene un olor igual de particular. También esto tiene como finalidad atraer mejor a su pareja. Cuidado, estos efluvios son útiles a condición de que estén lo suficientemente limpios; si no, es la repugnancia y no el atractivo lo que domina. Cada miembro de la pareja tiene su barómetro personal; hay quien aprecia los olores fuertes y almizclados y quien apenas soporta los efluvios más discretos.

La vagina es **sanguinolenta**. ¡Por supuesto que no, salvo en caso de infección! Durante la regla no es la vagina lo que sangra, sino el útero. La cavidad vaginal sirve solamente para que corra esa sangre hacia el exterior.

La vagina es **sucia**. En absoluto. La vagina solo contiene su flora vaginal, que es perfectamente inofensiva para el sexo del hombre. Entre el 85 y el 90 % de los microorganismos contenidos en ella son beneficiosos para la salud; podemos incluso tragarnos algunos sin peligro durante un *cunnilingus*. Y el 10-15 % restante son inofensivos mientras la flora esté equilibrada. Pero ese equilibrio también puede depender del hombre y de su higiene íntima. Si esta es insuficiente, hay bacterias que pueden desarrollarse en la piel del pene y desequilibrar la vagina de su compañera. La buena salud vaginal pasa también por la higiene del hombre y el estado de su propia flora.

La vagina es **húmeda**... y a veces incluso muy húmeda. Bajo el efecto de la excitación sexual, los vasos sanguíneos que irrigan la mucosa vaginal se hinchan. Esta produce unas gotitas llamadas «rocío del deseo», un cómodo humectante que protege de forma natural la mucosa.

Permanentemente, e incluso con independencia del sexo, la vagina genera secreciones naturales (las mujeres lo llaman «pérdidas»). En medio del ciclo, estas pérdidas son a veces más abundantes; es normal, no hay nada que temer, es solo señal de un aumento de la fertilidad. Sin embargo, cuando las pérdidas cambian de aspecto, de color o de olor, puede tratarse de una infección y es mejor evitar las relaciones o, por lo menos, ponerse el preservativo.

#PRELIMINARES #PUNTO G #CLÍTORIS #ETS #BEBÉ #PRISIONERO

Un punto muy importante ahora: la naturaleza no se fuerza, se domestica. Nunca nos cansaremos de decir lo cruciales que son los **preliminares** como punto de partida para el placer compartido. Para que una vagina lubrique y la mujer no sufra, tiene que estar excitada. Y para que lo esté, hay que erotizar el momento y las caricias, tomarse su tiempo los dos y poner de su parte ambos, porque el orgasmo no cae del cielo y no solo depende del hombre, es un placer que se conquista entre dos. De todas formas, las mujeres tardan más que los hombres en alcanzarlo, entre diez y veinte minutos a veces. Pero entre un 5 y un 15 % de las mujeres no tienen periodo refractario después del sexo, y pueden volver a empezar enseguida sin necesidad de pausa. Un único orgasmo, aunque sea intenso, puede frustrarlas, y en ese caso mejor prevenir y reservar la eyaculación para el último.

¿Y el famoso **punto G** (que debe su nombre a su descubridor, Ernst Gräfenberg)? Podemos decir que este famoso punto sexual ha dado mucho que hablar. Según las últimas actualizaciones científicas, estaría situado en el interior, en la cara anterior de la vagina, a cuatro o cinco centímetros por encima de la vulva. En estado normal, es del tamaño de un guisante; durante las estimulaciones sexuales, se hincha, se llena de sangre y alcanza la talla de un hueso de albaricoque. Pero alto a las fantasías: no todas las mujeres son forzosamente sensibles a esta zona, algunas prefieren con creces la estimulación del clítoris ¡o de otros lugares todavía por explorar!

El **clítoris**, por su parte, se sitúa en la unión alta de los labios menores del sexo femenino. Abarrotado de «captores de voluptuosidad», difunde placer durante su estimulación. Su única función conocida es, de hecho, esa. Esa es su fuerza y su debilidad:

en muchas culturas ancestrales, como las de Mali o Egipto, todavía se practica la ablación.

¡Cuidado! Una mujer puede dejar de lubricar en unos segundos (igual que una pérdida de erección) bajo el efecto del estrés o de un pensamiento desagradable (miedo a ser sorprendida, una palabra o un gesto brusco...). Este frenado en seco vuelve la relación más difícil e irritante para ambos. Cuando la mujer se sienta preparada psicológicamente para retomar las relaciones, los lubricantes íntimos son una ayuda para una sensualidad más suave: facilitan el deslizamiento, mejoran el confort y eliminan la sequedad. Igualmente, en algunos periodos de la vida de la mujer (posparto, estrés crónico, menopausia), puede llegar a instalarse una sequedad íntima de forma duradera que haga preciso el uso de lubricantes (de corta y de larga duración).

¿Las **ETS** se transmiten más por la vagina, la vulva, el ano o la boca? Por todos ellos, con pequeñas preferencias según los microorganismos. Con una hermosa desconocida, aunque te genere confianza, aunque sea maravillosamente simpática o parezca ingenua o fiel, hay que ponerse un preservativo para protegerse. La pareja sexual puede transmitirte sin querer sus gérmenes sin siquiera saber que es portadora. Esto también ocurre en el caso de los hombres.

¿Se pueden tener relaciones con la pareja embarazada? De ser así, ¿hay riesgo de dañar al **bebé**?

Por supuesto que no, la pared de la vagina es lo suficientemente espesa y el niño se encuentra bien aislado en su «burbuja» llena de líquido. Al contrario, en el vientre de su madre, siente de manera beneficiosa cualquier brote de ternura y de amor de sus padres. Incluso se liberan endorfinas.

Finalmente, a veces se oyen unas historias muy graciosas que dicen que uno puede quedarse **prisionero** de una vagina. Esto es algo que ocurre excepcionalmente (los casos médicos comprobados son muy escasos) y se llama *penis captivus.* Si te sucediera, introduce suavemente un dedo en el ano de tu compañera y los músculos del perineo se relajarán como por arte de magia.

Esperamos que esta información haya ampliado tus conocimientos sobre la misteriosa vagina.

CONCLUSIÓN

Gracias a las nuevas tecnologías de secuenciación, los investigadores pueden cartografiar cada vez con más precisión el universo de los minúsculos inquilinos que nos habitan, ya sea en la piel, la boca, la nariz, el intestino, la vagina o el pene.

Con la metagenómica, ciencia basada en el código de fabricación de los seres vivos, ahora es posible determinar la «firma microbiológica» de un número creciente de microorganismos no cultivables en su mayoría, y que por tanto no habían podido estudiarse hasta ahora.

Descubrimos así que cada hombre y cada mujer posee su perfil personal de microbiotas, una especie de «huellas digitales bacterianas». Por su simple presencia, pero también a través de sus acciones biológicas diversas, los componentes de esta microbiota participan activamente en cada segundo de nuestra vida a través del metabolismo especialmente o de las defensas inmunitarias. Las acciones beneficiosas de las microbiotas dependen del equilibrio único, propio de cada uno, que se establece entre estas comunidades de microorganismos y las células o los tejidos de la persona.

Este equilibrio no deja de evolucionar a lo largo de la vida.

Se está descubriendo también que las microbiotas son el reflejo del patrimonio genético de cada individuo, de sus costumbres alimentarias, de su estilo de vida, de su nivel de estrés, de su edad, de su higiene, de los medicamentos que toma (en concreto los antibióticos y los antiinfecciosos) e incluso, en el caso de la microbiota cutánea, de los animales con los que vive, o en el de la microbiota vaginal, de las parejas sexuales que frecuenta.

Esta aventura común entre los microorganismos y el cuerpo humano comienza en el nacimiento y a veces antes, con la transmisión determinante de la microbiota de la madre a su hijo.

Por desgracia, la extraordinaria simbiosis puede romperse y abrir una vía a la agresión de microorganismos externos o a desarreglos en cascada, que pueden provocar enfermedades serias.

Corregir los defectos cuantitativos o cualitativos de una microbiota perturbada para restablecer un equilibrio en el que todos ganen es el desafío de las nuevas terapias, en las que los probióticos son la piedra angular.

No solo estamos a las puertas de una transformación considerable de los tratamientos, sino también de la prevención de las enfermedades infecciosas, metabólicas o autoinmunes (cuando las propias defensas del cuerpo se vuelven contra su anfitrión).

Cada día, la investigación proporciona su lote de nuevos descubrimientos. Solo en 2016 se publicaron en el mundo cerca de siete mil artículos sobre las microbiotas o los probióticos, esas «bacterias amigas» que reactivan la actividad de una flora residente eficaz. De esos siete mil artículos, solamente ciento cincuenta y ocho estaban dedicados a la microbiota vaginal. Un largo camino queda por recorrer en esta área.

De aquí a 2030, el mundo de los hombres, y sobre todo el de las mujeres, habrá cambiado.

Del equilibrio de la microbiota vaginal depende no solo la protección frente a infecciones, sino también la armonía vaginal, indispensable para el bienestar diario y sexual.

Del equilibrio de las microbiotas vaginal, intestinal y mamaria de la mujer depende que el bebé posea una microbiota eficaz para la prevención de enfermedades como alergias, diabetes, obesidad y quizás incluso algunos trastornos neurológicos, como el autismo.

Proteger la microbiota vaginal o restaurarla en caso de desequilibrio es, sin lugar a dudas, el acercamiento terapéutico y preventivo esencial de los próximos años. No solo para las embarazadas y el niño que va a nacer, sino para las mujeres de todas las edades.

Esto puede parecerle superfluo a aquellas que solo conocen el silencio maravilloso de su vagina o el placer durante las relaciones sexuales, pero es indispensable para las que soportan el dolor sin atreverse a hablar de sus cistitis recurrentes, de sus fastidiosas micosis, del miedo a montar en bici, de la aprensión a tener relaciones sexuales por temor a una nueva infección o a una nueva crisis.

De aquí a 2030, cada mujer podrá beneficiarse desde la adolescencia de una cartografía precisa de su microbiota vaginal y, así, gracias a los probióticos, pero quizás también a los prebióticos y a los simbióticos, prevenir trastornos ginecológicos para asegurarse una vida genital y sexual armoniosa.

Anexo

MIS MANTRAS PARA SENTIRME A GUSTO CON MI VAGINA

N.º 1. Mis mantras para la vagina

1. Como la vagina es un órgano que se limpia solo, nada de duchas vaginales (ni con agua sola).
2. No todas las secreciones de la vagina (las «pérdidas») son anormales, así que nada de preocuparme con la primera mancha que vea en la braguita.
3. Las secreciones naturales de la vagina tienen un olor particular, pero seguro que no es desagradable. La mayoría de los hombres las aprecian. No sirve de nada obsesionarme con eso.
4. Las pérdidas fisiológicas son más abundantes en mitad del ciclo (salvo en caso de contraceptivo oral). Saberlo hace que no me alarme.

5. Las pérdidas anormales son de una abundancia o color fuera de lo común, o malolientes o se acompañan de quemazón. ¡Unas señales que deben llevarme a pedir cita con el médico!
6. La utilización de tampones o de compresas protectoras fuera de la regla puede alterar la pared vaginal o secar la vulva. No voy a correr ese riesgo inútil.
7. Los tampones deben cambiarse cada tres o cuatro horas, sobre todo al principio de la regla.
8. Dolores regulares durante las relaciones sexuales deben hacerme pedir cita con el médico.

N.º 2. Mis mantras para la vulva

1. Los vellos y los olores naturales no son los enemigos de la mujer.
2. La pilosidad de la vulva tiene una función protectora; por eso la depilación debe ser razonable.
3. No todas las irritaciones de la vulva se deben a infecciones. ¡No debo precipitarme a tomar el antimicótico o el antibiótico que tenga en casa!
4. Evito aplicarme cremas antiinfecciosas o antiinflamatorias sin consultarlo con el médico.
5. La epidermis y la mucosa vulvar son frágiles. Respeto su hidratación natural bebiendo agua con regularidad a lo largo del día (un mínimo de un litro y medio) y utilizando productos de higiene íntima adecuados.
6. Llevar a diario protegeslips o ropa interior demasiado ajustada puede ocasionarme irritaciones vulvares de origen mecánico.

N.º 3. Mis mantras para la higiene íntima

1. El exceso de higiene es a veces peor que la falta de higiene. Lo ideal es lavarme una vez al día, máximo dos, e incluso,

como los adeptos al movimiento *unwash*, lavarme la vulva cada dos días.

2. No cambio de hábitos de higiene durante la regla: me lavo máximo una vez o dos al día.
3. Cuando la vulva está irritada (picores, quemazón, pérdidas...), me lavo a diario (en este caso, nos olvidamos del *unwash*).
4. La higiene solo debe ser exterior.
5. Fuera manoplas y esponjas, son un nido de microbios.
6. Me limpio primero con agua pasando la mano desde el pubis hasta el ano y más allá (pliegue anal).
7. Vuelvo a pasar la mano por los mismos lugares con una pizca de un producto de higiene líquido, siempre de delante hacia atrás.
8. No froto... me lavo muy suavemente.
9. Me enjuago abundantemente y me seco con mucho cuidado y con una toalla limpia.
10. Es inútil e incluso contraproducente aumentar el número de lavados en caso de infección.
11. Evito utilizar a diario productos antisépticos sintéticos (químicos).
12. El lavado con agua no basta, y a veces deseca en caso de lavado repetido. Lo evito.
13. Los jabones clásicos resecan e irritan. Los evito también.
14. Para respetar la película hidrolipídica natural necesito utilizar productos de higiene específicos. Hay algunos excelentes de venta en supermercados, en farmacias o en parafarmacias. La mayoría de estos productos no contienen parabenos. Si no sé cuál elegir, pido consejo a mi farmacéutico.
15. La utilización de desodorantes íntimos puede producirme alergia. ¡Cuidado si soy propensa!

N.º 4. Mis mantras para la microbiota de la vulva y la vagina

1. Preservar un buen equilibrio de mi microbiota vaginal pasa por una higiene íntima adecuada.
2. El tabaco es un enemigo temible y desconocido de la microbiota vaginal. Dejar de fumar permite «curaciones inexplicables» de ciertas molestias ginecológicas recurrentes (vaginosis, micosis, cistitis, etc.). ¡Un beneficio secundario extra!
3. Cuidado con el estreñimiento crónico, la falta de estrógenos, los antibióticos, los antiinfecciosos, etc.
4. En caso de toma de antibióticos, uso probióticos de forma preventiva en lugar de antifúngicos para protegerme del riesgo de micosis.
5. Desequilibrar la microbiota por una higiene excesiva o tratamientos no adecuados es causa mayor de infecciones y enfermedades serias.
6. No se utilizan los mismos probióticos para los problemas intestinales y genitales. La microbiota vaginal es diferente de la microbiota intestinal.
7. En caso de secreciones anormales, no me lanzo sobre el primer óvulo antiinfeccioso que encuentre.
8. Los probióticos pueden limitar el riesgo de recaída de las infecciones vaginales e incluso ciertas cistitis. No hay que dudar en recurrir a ellos si es necesario. No tienen efectos secundarios.
9. Cuando se tiene una flora vaginal equilibrada (con una vagina y una vulva en buen estado, es decir, «silenciosas» y sin síntomas), es inútil tratarse con probióticos a título preventivo.
10. Para preparar una menopausia más cómoda, puedo hacer tratamientos de probióticos vaginales una o dos semanas al mes en cuanto aparezcan los síntomas de la premenopausia.

N.º 5. Mis mantras para unos buenos probióticos vaginales

1. No todos los probióticos valen, hay que pedirle consejo al médico o farmacéutico. Algunos lactobacilos han demostrado su eficacia; otros, no.
2. *L. crispatus, L. gasseri, L. rhamnosus, L. plantarum* y *L. reuteri* son las cepas que han demostrado su utilidad en ensayos clínicos y que por tanto son útiles en la mayoría de los trastornos ginecológicos.
3. Es mejor confiar en un producto vendido en farmacia y que venga de un verdadero laboratorio. El método de fabricación no garantiza siempre la estabilidad de las cepas
4. Les doy preferencia a los productos que solo contienen una cepa (puede darse competición entre las cepas).
5. Le doy preferencia a una administración por vía vaginal, más rápida y más eficaz.
6. Cada gragea u óvulo debe incluir al menos 10^8 o 10^9 bacterias: se puede comprobar en la etiqueta.
7. Los probióticos pueden administrarse durante largos periodos, durante una semana al mes.
8. Los probióticos no son peligrosos para las mujeres embarazadas,
9. Los probióticos no tienen efectos secundarios.

N.º 6. Mis mantras para evitar las infecciones genitales o una recaída

1. Practico una higiene suficiente pero sin exceso, con productos adecuados.
2. Prohibidas las duchas vaginales, que fragilizan la vagina y disminuyen su capacidad de autodefensa.
3. Me hidrato lo suficiente, aunque no tenga cistitis. Es una barrera más contra la infección.

4. Si tengo tendencia a la micosis cuando voy a la playa o a la piscina, me pongo un bañador seco para tomar el sol. Humedad + calor = medio propicio para los hongos, que lo aprovechan para multiplicarse.
5. El picor en la vulva no siempre es una micosis. Veo cómo evoluciona el síntoma, si va asociado a otros o no (quemazón, olores, pérdidas, dolor durante las relaciones...) y pido cita con el médico si es necesario.
6. Evito la automedicación. Algunos síntomas pueden ser silenciosos, con consecuencias graves a largo plazo, y otros ruidosos y benignos. Un tratamiento inadecuado favorece la evolución de la enfermedad o la recaída.
7. Utilizo probióticos en caso de tratamiento prolongado con antibióticos (una semana o más) y sigo luego durante una semana.
8. No me olvido del preservativo en las relaciones sexuales (todas, incluidas las felaciones) en caso de pareja sexual reciente.
9. Si mi relación se vuelve duradera, mi pareja y yo nos hacemos un chequeo completo para descartar cualquier ETS antes de dejar el preservativo.

N.° 7. Los mantras para mi hombre

1. Los consejos de higiene íntima válidos para tu pareja también lo son para ti.
2. Lávate todos los días sin exceso y con productos adecuados.
3. La higiene del pene ha de efectuarse retrayendo completamente el prepucio.
4. El glande es una zona frágil. Evita los productos de higiene agresivos, como los antisépticos.
5. No tienes que lavarte más en caso de ETS o infección.

6. Rojeces en el glande no indican forzosamente una micosis. No utilices crema antimicótica sin un diagnóstico médico.
7. Cualquier crema o loción antimicótica puede irritar el glande en caso de aplicaciones prolongadas. Si los síntomas persisten al cabo de una semana, eso significa que el producto no es adecuado. Tienes que volver a consultarlo con el médico.

N.º 8. Los mantras para mi hija

1. La vulva de la niña pequeña es todavía más frágil que la de una mujer adulta, razón de más para iniciarla en una higiene íntima respetuosa con esta fragilidad.
2. Debe aprender las prácticas adecuadas de higiene y yo, como madre, tengo que explicarle que una higiene íntima lleva su tiempo, que hay que lavarse con la mano, de delante hacia atrás, limpiar bien la zona del ano, enjuagar con precaución y secarse bien.
3. Los productos de higiene íntima adecuados para mí puede usarlos ella. Existen no obstante productos especiales para niñas, todavía más hidratantes.
4. Hay que recordarle que no debe aguantarse las ganas de orinar, sobre todo en el colegio.
5. Debo enseñarle a que se seque después de orinar y a hacerlo como es debido, de delante hacia atrás.
6. En caso de enrojecimiento de la vulva, no utilizar una crema antifúngica sin consultar con el médico. Y aplicar si es necesario una crema hidratante mientras tanto.

Glosario

ALGUNAS PALABRAS PARA ENTENDER MEJOR TU SEXO Y TU FLORA

A

Antibióticos: estos medicamentos, al destruir específicamente las bacterias o al bloquear su desarrollo, salvan vidas y siguen siendo indispensables en el arsenal terapéutico. Sin embargo, tienen dos efectos perniciosos: al mismo tiempo que disminuyen la duración de las infecciones, ocupan el lugar de nuestras defensas naturales y aumentan el riesgo de que estas se vuelvan en contra de nuestras propias células (enfermedades autoinmunes). El segundo efecto nocivo es el empobrecimiento que generan en la microbiota intestinal, gran reguladora de nuestro sistema de defensa inmunitario. Además, una utilización errónea aumenta el riesgo de resistencia bacteriana.

Antisépticos: productos encargados de prevenir el desarrollo microbiano. Solo tienen una acción temporal y eliminan sin distinción los gérmenes agresivos y las bacterias protectoras. De hecho, generan irritaciones locales en caso de utilización excesiva.

Por ello es por lo que no deben utilizarse estos productos como parte de la higiene íntima diaria, salvo en casos particulares y con una duración corta.

Atopobium vaginae: nombre de una bacteria que reside en la vagina en estado normal pero que puede multiplicarse en caso de desequilibrio de la flora y provocar, junto a otras bacterias, la vaginosis bacteriana.

Atrofia (vaginal): adelgazamiento de la mucosa vaginal que se traduce en todo tipo de trastornos: sequedad, picor, problemas urinarios, aumento del riesgo de infecciones, dolor durante las relaciones, etc. Suele ser la consecuencia de una falta de estrógenos.

Autoextracción vestibular: esta técnica de extracción consiste en confiar a la paciente un hisopo que se introducirá dos centímetros en la vagina para recoger una muestra de secreciones vaginales. A continuación, se coloca este hisopo en un medio especial que permite descubrir, entre otras cosas, la presencia de gonococos y *Chlamydia.*

B

Bacteriófagos: se trata de virus que solo atacan a las bacterias. Algunos las destruyen directamente y otros penetran en ellas, se asocian a su genoma y cambian su metabolismo o las matan lentamente. Algunos bacteriófagos podrían convertirse en el remedio terapéutico de las infecciones incurables. Ya se han obtenido algunos resultados prometedores.

C

Candida albicans: hongos microscópicos responsables de las candidiasis. Se alojan en la vagina en estado latente, sin que su presencia sea motivo de preocupación. Pero, en circunstancias particulares (de humedad, calor y toma de antibióticos sobre todo), pueden volverse muy agresivos. Sus esporas inofensivas se transforman en filamentos de micelios que atacan la pared vaginal. Hablamos entonces de micosis.

Chlamydia trachomatis: bacteria responsable de una de las ETS más frecuentes. Es peligrosa porque apenas presenta síntomas al principio de la infección, y sin embargo provoca esterilidad en la mujer y en el hombre. Debe ser tratada en ambos miembros de la pareja al mismo tiempo.

Criterio de Nugent: test que permite evaluar el estado de la flora. Con la ayuda de un pequeño hisopo que se introduce en la vagina, se extrae una muestra de secreciones vaginales. Se extiende sobre un portaobjetos y se observa al microscopio tras haberle aplicado una coloración especial. El resultado indicará si hay que reequilibrar la flora o no. De 0 a 3, la flora es normal; de 4 a 6, comienza a desequilibrarse y necesita probióticos; de 7 a 10, está verdaderamente desequilibrada y son imprescindibles los probióticos e incluso un tratamiento antiinfeccioso.

Cunnilingus: relación sexual orogenital que tiene un débil riesgo de transmisión de infecciones salvo en lo que respecta a la sífilis y al herpes. Un herpes bucal puede transmitirse a la vulva durante un *cunnilingus*.

D

Disbiosis: término científico que indica un desequilibrio de la microbiota. Se da en ciertas enfermedades no transmisibles sexualmente, como las micosis, las vaginosis bacterianas o las cistitis. Existe también disbiosis intestinal, cutánea, etc.

Döderlein (Albert Gustav): este ginecólogo obstétrico alemán descubre, en 1892, un microorganismo particularmente importante para las mujeres: el lactobacilo. Dará su nombre a la flora vaginal, llamada también flora de Döderlein.

E

Estafilococos: gran familia de bacterias, de las cuales algunas residen en estado normal en la vagina. Ciertos estafilococos (*Staphylococcus aureus*) se multiplican durante la regla y pueden mostrarse muy agresivos, por ello es necesario cambiarse el tampón a menudo.

Estreptococos: familia numerosa de bacterias. Algunas de ellas colonizan la vagina y, a veces, generan infecciones con quemazón y pérdidas verdosas. En la mujer embarazada, los estreptococos del grupo B pueden provocar infecciones en el feto y en la madre. Detectarlos es algo que se hace sistemáticamente cuando se acerca el parto e incluso en la sala de dilatación; si es necesario, se administra un tratamiento antibiótico adecuado.

Estrógenos: hormonas características de la mujer, secretadas por los ovarios desde la pubertad hasta la menopausia. Una pequeña parte de los estrógenos la sintetizan las glándulas suprarrenales (justo por encima de los riñones). Los estrógenos son un elemento clave de la supervivencia y el desarrollo de los lactobacilos.

F

Felación: relación sexual orogenital que puede transmitir todas las ETS, tanto en un sentido como en otro. En el caso del VIH, el riesgo de transmisión es menor durante las felaciones.

Flora: antiguo nombre de la microbiota. Se habla de flora intermediaria cuando sufre de un ligero desequilibrio. En esos casos conviene recurrir a los probióticos, incluso en ausencia de síntomas.

G

Gardnerella vaginalis: bacteria que se desarrolla al abrigo del aire (anaerobia) y que reside en pequeñas cantidades en la flora vaginal en estado normal. En caso de disbiosis, participa junto a otras bacterias en la vaginosis bacteriana.

Glucógeno: azúcar segregado por las células vaginales gracias a la presencia de estrógenos. Es el nutriente esencial de los lactobacilos pero también de los microorganismos malignos (*Candida albicans,* estreptococos, etc.).

Gonococo: bacteria de transmisión sexual responsable de la famosa blenorragia o gonorrea. En el hombre, las primeras quemazones aparecen tres o cuatro días después de la relación sin protección. En la mujer, los síntomas son mucho más discretos. Esta ETS se cura rápida y fácilmente con ayuda de un antibiótico (una sola inyección intramuscular es suficiente). En ausencia de tratamiento, puede provocar infertilidad.

H

Herpes genital: infección de transmisión sexual debida a dos virus de la familia del virus del herpes simple (HSV1 y HSV2). El herpes se manifiesta con un racimo de pequeños granitos a nivel de la vulva, del pubis, de la parte baja de la espalda o de las nalgas. Durante la crisis, las relaciones deben evitarse y, como mínimo, es necesario protegerse durante la fase contagiosa. En cuanto aparecen las primeras quemazones o picores, hay que tratarse imperativamente. Una flora equilibrada protege frente al contagio por herpes, pero una flora desequilibrada facilita el contagio.

Hisopo: especie de bastoncillo que sirve para tomar muestras de secreciones fisiológicas, en particular las de la vagina, para analizarlas.

L

Lactobacilos: representan entre el 85 y el 90 % de los pequeños inquilinos de la vagina. Acidifican el medio y transforman el glucógeno presente en ácido láctico. Al hacer esto, crean un medio hostil para el resto de los microorganismos, que los disuade de desarrollarse y hacerse con el poder. Algunos lactobacilos son propios de la vagina de las mujeres sin problemas ginecológicos (*L. crispatus, L. gasseri, L. jensenii*, etc.); otros pueden aparecer tanto en la mujer sana como en los casos de desequilibrio de la flora (por ejemplo, *L. iners*).

Leucorrea: nombre científico de las pérdidas vaginales. Todas las mujeres tienen secreciones vaginales más o menos abundantes en función del momento del ciclo, la edad, la contracepción, etc. Se habla entonces de leucorreas fisiológicas. Por el contrario, si estas leucorreas son más abundantes de lo normal, irritan o huelen mal, puede que se trate de una infección. En ese caso se habla de leucorreas patológicas.

Levaduras: hongos microscópicos causantes de las micosis genitales. Las *Candida*, responsables de las micosis genitales, forman parte de la familia de las levaduras.

M

Micosis: esta patología muy extendida en la mujer se debe a la *Candida albicans*, un minúsculo hongo. Los síntomas más frecuentes de la micosis (aunque no se den necesariamente en todos los casos) son los picores y la quemazón en la vulva o la entrada de la vagina, a veces acompañados de unas secreciones blancas (leucorrea) muy espesas, parecidas al yogur. La micosis se cura con ayuda de antifúngicos en óvulo y en crema.

Microbioma: se trata de un concepto similar al de la microbiota pero se refiere a los genes expresados por estos microorganismos. Cada microbioma es el reflejo del patrimonio genético de una persona, de sus hábitos alimentarios, su estilo de vida, su exposición al estrés, su higiene, los medicamentos que toma, los animales con los que vive, sus parejas sexuales, etc.

Microbiota: es el nombre moderno de flora microbiana. Se trata de una comunidad de microorganismos (bacterias, virus, hongos...) que coloniza un órgano o un sistema. Existe, así, una microbiota de la piel, de la boca, del intestino, de la vagina, de la vulva, del pene, etc.

P

Perineo: zona cutánea comprendida entre la vulva y el recto. En anatomía, esta palabra designa también toda la cavidad situada bajo el abdomen y comprende los órganos genitales internos (vagina, útero, ovarios), la vejiga y el recto.

pH: parámetro que se mide con unas tiras reactivas y que refleja directamente el estado de la vagina. Si el pH es ácido (comprendido entre 3,5 y 4,5), es señal de que hay lactobacilos suficientes cumpliendo con su misión. Si el pH es superior a 4,5, puede que se deba a la presencia de sangre (final de la regla) o a un desequilibrio de la flora. En este último caso, incluso sin otros síntomas, podemos estar seguras de que sufriremos una infección en las próximas semanas o meses. En la mujer menopáusica, la rarefacción de lactobacilos también hace subir el pH más allá de 5, sin que esto sea algo necesariamente anormal.

Probióticos (vaginales): suministrados por vía oral en forma de gragea o por vía vaginal en forma de óvulo o de cápsula sobre todo, no reemplazan la flora original (o flora residente) de la mujer sino que la refuerzan para permitirle que se desarrolle y haga su trabajo. Desaparecen normalmente al cabo de dos o tres semanas y dejan su sitio a la flora natural. En ginecología se utilizan lactobacilos como probióticos: *L. crispatus, L. gasseri, L. rhamnosus, L. plantarum, L. reuteri, L. acidophilus*, etc.

Pruebas de detección: serie de análisis que permiten detectar la presencia de infecciones, en concreto las de transmisión sexual. Los análisis de sangre descartan el VIH, la sífilis y las hepatitis pero no el resto de las ETS. Para el gonococo y la *Chlamydia*, se necesita un análisis de orina en el hombre y una citología vestibular en la mujer.

R

Regla: durante este periodo, como la sangre es un líquido alcalino, el pH de la vagina aumenta de manera transitoria, de ahí que ciertos problemas sean más frecuentes durante la menstruación. Los lactobacilos disminuyen y los estafilococos dorados aumentan. Estas bacterias adoran la sangre y son potencialmente peligrosas por las toxinas que segregan, por eso hay que cambiarse el tampón a menudo, sobre todo al principio de la regla.

S

Simbiótico: asociación de prebióticos y probióticos. En ginecología, todavía hay muy pocos productos que asocien los dos.

Síndrome del *shock* tóxico: se da cuando los tampones se mantienen demasiado tiempo dentro de la vagina durante la regla. Este síndrome, causado por los estafilococos dorados, es potencialmente mortal. Por fortuna, se da muy raramente (menos de una veintena de mujeres al año).

V

Vagina: pequeña cavidad de geometría variable que se adapta a la forma que la penetra. Entre la entrada y el fondo, la vagina se extiende una media de ocho a doce centímetros.

Vaginitis: inflamación vaginal con irritación y quemazón. Se acompaña de secreciones inhabituales, variables, según el germen que la provoque: blancas y espesas en el caso de las micosis; amarilloverdosas y líquidas en caso de infección bacteriana.

Vaginosis: infección vaginal más frecuente. Se debe a un desequilibrio de la microbiota vaginal, que permite el desarrollo de bacterias como la *Gardnerella* o el *Atopobium*.

VIH: virus causante del sida. Ataca progresivamente el sistema inmunitario. Antes de llegar al estadio de enfermedad, el virus no provoca por lo general ningún síntoma y no se detecta salvo con un análisis de sangre (periodo de positividad: seis semanas después de una relación de riesgo). Ahí reside el problema: podemos transmitirlo sin ser conscientes de ello, por eso hay que protegerse cuando la pareja no es estable. Una flora equilibrada permite limitar el riesgo de contagio por VIH.

Virus del papiloma humano: familia de virus (VPH o papilomavirus) de los cuales algunos son benignos y responsables de los condilomas (verrugas genitales muy contagiosas) y otros potencialmente cancerígenos, con un riesgo de desarrollar cáncer de cuello del útero años después del contagio. Hoy en día, dos vacunas preventivas, que se administran antes de las primeras relaciones sexuales, en general hacia los once años, previenen del contagio por la mayoría de los VPH. En la mujer, vacunada o no, el frotis permite detectarlo mucho antes de que se desarrolle el cáncer.

Vulva: constituida por los labios mayores y menores, alberga el clítoris, situado a la altura del monte de Venus y que dobla su volumen durante la excitación.

NOTAS

1. Singh, Shriti *et al.*, «Understanding the Mechanism of Bacterial Biofilms Resistance to Antimicrobial Agents», en *The Open Microbiology Journal* 11, 2017.
2. Robot humanoide. En 2016, durante el Web Summit de Lisboa, se presentaron los primeros robots de este tipo. Como Sophia, con apariencia, pensamiento y habla similar a los de los humanos. Ver el vídeo en https://www.francetvinfo.fr/sciences/high-tech/sophia-le-robot-humanoide-qui-fait-un-peu-peur_1922341.html
3. Sylvain Mimoun y Rica Étienne, *Sexo y sentimientos, versión para mujeres,* De Vecchi Ediciones, 2016.
4. *Les Grands Pouvoirs des bactéries,* Marabout, TEDbooks, 2016.
5. Bach J. F. (2002), «The effect of infections on susceptibility to autoimmune and allergic diseases», en *New England Journal of Medicine*, 347 (12): 911-920.
6. En Odile Jacob, *Un cerveau nommé désir*, 2016.
7. Miller, Elizabeth A. *et al.*, «Lactobacilli Dominance and Vaginal pH: Why Is the Human Vaginal Microbiome Unique?», en *Frontiers in Microbiology* 7, 2016.
8. Aagaard K, *et al.*, «The Placenta Harbors a Unique Microbiome», en *Science Translational Medicine,* 2014.
9. Kuhle S., Tong O. S. y Woolcott C. G., «Association between caesarean section and childhood obesity: a systematic review and meta-analysis», en *Obes Rev,* 2015.
10. OMS, 2009.
11. Ravel J, *et al.*, «Vaginal microbiome of reproductive-age women», en *Proc Natl Acad Sci USA,* 2011, 108 (Supl. 1): 4680-4687.

12. Rönnqvist PD *et al,* «Lactobacilli in the female genital tract in relation to other genital microbes and vaginal pH.», en *Acta Obstet Gynecol Scand,* 2006.
13. Lepargneur J.-P., «*Lactobacillus crispatus*, biomarqueur de l'écosystème vaginal sain», en *Annales de biologie clinique,* 2016.
14. Études européennes Nappi RE, *et al.,* «Vulvar and vaginal atrophy in four european countries : evidence from the European REVIVE Survey», en *Climacteric,* 2016.
15. Un estudio publicado por *Santé Publique France* indica que la píldora, adoptada por el 40,8 % de las mujeres en 2010, únicamente la siguieron tomando el 33,2 % en 2017.
16. Bassis CM *et al.,* «Effects of intrauterine contraception on the vaginal microbiota», en *Contraception,* septiembre de 2017, 96(3): 189-195.10.1016/j.contraception.2017.05.017. Epub, 15 de junio de 2017.
17. Ma L., *et al.,* «Consistent condom use increases the colonization *of Lactobacillus crispatus* in the vagina», en Drews S. J., ed. *PLoS ONE. 2013* ; 8(7): e70716. doi: 10.1371/journal.pone.0070716.
18. Hellberg D., Nilsson S., Mårdh P.A., «Bacterial vaginosis and smoking», en *International Journal of STD & Aids,* septiembre de 2000.
19. Bagaitkar J., Demuth D.R., Scott D.A., «Tobacco use increases susceptibility to bacterial infection», en *Tobacco Induced Disease,* 2008.
20. Bradshaw C.S., Walker S.M., Vodstrcil L.A. *et al.,* «The influence of behaviors and relationships on the vaginal microbiota of women and their female partners: the WOW Health Study», en *The Journal of Infectious Diseases,* 2014.
21. *Lee S.Y. et al.* «Antiestrogenic effects of marijuana smoke condensate and cannabinoid compounds *», Archives of Pharmacal Research*, diciembre de 2005, 28(12): 1365-1375.
22. Karl J. P., et al. «Changes in intestinal microbiota composition and metabolism coincide with increased intestinal permeability in young adults under prolonged physiologic stress». *American Journal of Gastrointestinal and Liver Physiology*, 2017.
23. Nansel, Tonja R. *et al.,* «The association of psychosocial stress and bacterial vaginosis in a longitudinal cohort», en *American Journal of Obstetrics and Gynecology,* 2006. PMC. Web. 17 de abril de 2017.
24. Jespers V. y Hardy L., «Association of sexual debut in adolescents with microbiota and inflammatory markers», en *Obstetric Gynecology,* julio de 2016.
25. *L'Obs,* 13/04/2017, n.º 2736, artículo de Julie Desfontaines.

26. N.° 513 de *60 Millions de consommateurs,* «Pesticides, dioxines... Alerte sur les tampons et les protections féminines», marzo de 2016.
27. Lambers H., Piessens S., Bloem A., Pronk H. y Finkel P., «Natural skin surface pH is on average below 5, which is beneficial for its resident flora», en *International Journal of Cosmetic Science,* octubre de 2006.
28. INSREM: Instituto francés de la Salud y la Investigación Médica. Tesis doctoral de Farmacia, 2012.
29. Runeman B., Rybo G., Forsgren-Brusk U., Larkö O., Larsson P. y Faergemann J., «The vulvar skin microenvironment: impact of tight-fitting underwear on microclimate, pH and microflora», en *Acta Dermato-Venereológica,* 2005; 85(2): 118-122.
30. Foxman B., *et al.,* «Prevalence of recurrent vulvovaginal candidiasis in 5 european countries and the United States: results from an internet panel survey», en *Journal of Lower Genital Tract Disease,* 2013.
31. Aballéa S., Guelfucci F., Wagner J., *et al.,* «Subjective health status and health-related quality of life among women with recurrent vulvovaginal candidosis (RVVC) in Europe and the USA», en *Health and Quality of Life Outcomes,* octubre de 2013.
32. Gardasil®: segundo balance del plan de gestión de riesgos europeo y nacional, 30 de septiembre de 2009.
33. Brotman R. M., *et al.,* «Interplay between the temporal dynamics of the vaginal microbiota and human papillomavirus detection», en *The Journal of Infectious Diseases,* 2014.
34. Según un estudio publicado en 2012 (Schellenberg J. J. & Plummer F. A., «The microbiological context of HIV resistance: vaginal microbiota and mucosal inflammation at the viral point of entry», en *International Journal of Inflammation,* 2012).
35. Mitchell C., Balkus J. E., Fredricks D. *et al.,* «Interaction between Lactobacilli, bacterial vaginosis-associated bacteria, and HIV type 1 RNA and DNA genital shedding in U.S. and Kenyan women», en *AIDS Research and Human Retroviruses,* 2012.
36. Cherpes T. L., Meyn L. A., Krohn M. A. y Hillier S. L., «Risk factors for infection with herpes simplex virus type 2: role of smoking, douching, uncircumcised males, and vaginal flora», en *Sexually Transmitted Diseases,* 2003.
37. Melkumyan A. R., *et al.,* «Effects of antibiotic treatment on the lactobacillus composition of vaginal microbiota», en *Bulletin of Experimental Biology and Medecine,* 2015.
38. Spaulding C. N. *et al.,* «Selective depletion of uropathogenic E. coli from the gut by a FimH antagonist», en *Nature,* 2017.

39. Capobianco G. *et al.,* «Triple therapy with Lactobacilli acidophili, estriol plus pelvic floor rehabilitation for symptoms of urogenital aging in postmenopausal women», en *Archives of Gynecology Obstetrics,* 2014.
40. Taylor B. L., *et al.,* «Effect of probiotics on metabolic outcomes in pregnant women with gestational diabetes: a systematic review and meta-analysis of randomized controlled trials», en *Nutrients,* 2017.
41. Tashili J., Poole C., Ndumbe P. M., Adimora A. A. y Smith J. S., «Bacterial vaginosis and HIV acquisition: a meta-analysis of published studies», en *AIDS* (Londres, Inglaterra), 2008.
42. Petrova M. I., Lievens E., Malik S., Imholz N. y Lebeer S., «Lactobacillus species as biomarkers and agents that can promote various aspects of vaginal health», en *Frontiers in Physiology,* 2015.
43. Englund-Ögge L., Brantsæter A. L. y Sengpiel V., *et al.,* «Maternal dietary patterns and preterm delivery: results from large prospective cohort study», en *The British Medical Journal,* 2014.

AGRADECIMIENTOS

Al doctor Loïc Étienne, pionero en medicina del futuro y experto en medicina 3.0, que trabaja en la creación del primer médico virtual. Nos ha ayudado a elaborar el escenario de ciencia ficción con el que comienza esta obra, basándose en los últimos descubrimientos y las investigaciones en curso.

Gracias a Hélène Gédouin y Agnès Vidalie, nuestras editoras, por su confianza; a Fabienne Travers por su corrección detallada, y a Laura Zuili, nuestra agente literaria, por habernos acompañado en esta travesía.